增肌×減脂
科學化飲食 全書

**5 原則 ×5 步驟，打造個人化菜單，
有效突破健身撞牆期**

科學實證
×
量身打造

THE
RENAISSANCE
DIET 2.0

MIKE ISRAETEL　　MELISSA DAVIS　　JEN CASE　　JAMES HOFFMANN
麥克‧伊斯拉特、梅麗莎‧戴維斯、珍‧凱斯、詹姆斯‧霍夫曼——著

王啟安——譯

好評推薦

　　這本書的內容讓我有種相見恨晚的感覺。身為一位專業的運動營養師，經常面對不同運動項目、不同體重分級及不同性別、不同生理狀態的運動員。運動營養領域的當中，很難在坊間找到合適的書籍。以我自己為例，過去僅能不斷地大量閱讀國外的文獻、原文教科書等方法，並整合內化成為有用的資訊運用在頂尖運動員的訓練上，也盡可能透過科學化的應用運動營養技巧，減少因運動員錯誤資訊下，加大了與世界競爭的機會。很高興看到作者 Mike Israetel 和他的團隊們撰寫了這本非常實用的書籍。在閱讀的過程中，都與我提供給頂尖的運動員的運動營養觀念及知識完全相仿。透過這本書也可以打破許多「都市傳說」，讓你走向正確的運動營養觀念當中，非常值得您閱讀的一本好書。

——國家運動訓練中心運動營養師　潘奕廷

　　增肌減脂這詞相信大家都不陌生，也是人人都想要追求的目標，不過該如何有效率的達成，也需要透過科學化的方式，本書是專為健身者、運動員所設計的營養規劃，有更詳細的飲食方式分析，讓想要了解飲食與運動的你會更有幫助，其中更針對熱量、飲食類別、進食時間對於增肌減脂或是運動表現有更深入的分析，讓你不只了解基礎知識，更加能夠精準的規劃適合自己的飲食。

——營養師　黃君聖（Sunny）

這是一本非常實用的科學營養書籍，詳細解釋了最重要的飲食概念，也討論了很多熱門飲食主題。我會推薦這本書給所有想增進運動營養知識的人。

——營養學家、睿秋科學營養健身創辦人　睿秋 Rachel

我們閱讀過許多書籍，經常看到的是教我們學會如何透過訓練加強運動員的表現。但此書的作者群是由四位本身也是運動選手的頂尖營養學博士、運動生理專家組成，他們認為要達到最佳運動表現，最重要的就是飲食的改變與能量的攝取。

在許多健身書籍中，我們總是看到琳瑯滿目的健身訓練課表，對於在比賽的短中長期飲食與營養規劃，都是一知半解，幾乎所有的書籍都是教你如何訓練體能，而此書是作者群細心整理出來，透過長期自身經驗，分享詳細的飲食內容與營養補充的指引，幫助我們在每次比賽中的體力與表現都能完美展現。本書還引用了許多學術研究的文獻，與應用在學員身上的成功實例，來證明這一系列運動營養安排的重要性與精確度有多高。

本書非常值得所有健身者閱讀，內容已經統整規劃成易上手的格式與閱讀模式，讓大家在閱讀上更能享受與學習。祝福各位在增肌與減脂的道路上，不再迷惘，一起加油囉！

——知名健身部落客　健身狂 Sally

推薦序

讓增肌減脂
更有效的營養原則

我是小里奇·弗羅寧，誠摯邀請你閱讀這本全新的《增肌 × 減脂·科學化飲食全書》。我從事健身相關競技運動已經九年的時間，這些年下來我在 CrossFit 大賽贏得四次個人冠軍、一次亞軍；在聯盟盃（Affiliate Cup）也贏得三次個人冠軍、一次亞軍。營養對我的表現、恢復、身體組成改變影響很大，是我成功的關鍵。不管你是想參加 CrossFit 大賽，或是為了外表和健康而減脂或增肌，都必須瞭解在健身旅途中有哪些可用工具，而「正確調控飲食」是所有可用工具中最為有效的一項。

在這幾年的運動生涯中，我遇過無數與營養相關的趨勢、流行、迷思。有的短暫出現，有的持續數十年，有的每幾年都會重來一次。不幸的是，多數宣稱能夠顯著且長時間改變外表與表現的方法，效果都無法持久。很多人有心想改變自己，但因為花太多時間精力在時下流行的飲食方法，走了很多冤枉路，也得不到最好的結果，這種事情我看得太多了。

　　復興週期（The Renaissance Periodization，以下簡稱 RP）則很不一樣。首先，你很快就會讀到，其實並沒有所謂「RP 飲食」。RP 不過就是整合了所有來自科學研究的營養原則，創造出一組詳細的指引，你可以應用在自己或客戶的飲食上。

　　本書中減脂、增肌、提升表現相關飲食的理論與實務，是目前最新、最全面的資料來源。如果你想進一步瞭解這些飲食原則有效的方法和原因，復興週期團隊的教授、博士、教練、醫師、運動員、營養師所提供的資訊絕對不會讓你失望，同時也有很多可供延伸閱讀的相關資訊。每一章節都整理了你必須瞭解的基本資訊，也有些章節是特別寫來幫助你根據目標，按部就班設計並執行你的飲食計畫。

　　祝你閱讀愉快。

小里奇・弗羅寧（Rich Froning Jr.）

最強健身達人、四屆 CrossFit 冠軍

作者序

更快、更壯、更精實

我們撰寫原版《增肌 × 減脂·科學化飲食全書》（Renaissance Diet）時，是根據最新營養相關資料，以及我們與數百名客戶的合作經驗，完整描述出我們的飲食方法。我們原版的書首開先例，整合了營養對身體組成與運動表現影響的現有文獻，並以有條理、有邏輯、好理解的方式呈現。這本原版的《增肌 × 減脂·科學化飲食全書》也率先提出成功飲食的關鍵因素，並詳細說明實務應用。

原版《增肌 × 減脂·科學化飲食全書》出版幾年後，發生了兩個重要改變：首先，科學研究的過渡時間，讓我們對減脂、增肌、提升表現的知識瞭解更多、更透澈。第二，復興週期團隊結合了一對一教練與數位產品，已經幫助數十萬名客戶改善飲食，其中包括終於下定決心要讓自己健康一次的客戶，以及世界級運動員。所有這些教學經驗，都讓我們得以用更好的策略與方法，來實際應用所有的科學知識。我們所有資料與經驗的結晶都寫在這本書中供你參考。

這本最新版的《增肌 × 減脂·科學化飲食全書》包含最新、最優質、最廣泛的內容，增加了女性飲食的特殊考量、腸道健康相關資訊，

並用很大的篇幅打破最新、最流行的飲食趨勢與謬誤。我們花了很大的功夫，試著讓本書內容更豐富、更優質，讓你利用書中資訊變得更巨、更好、更快、更壯、更精實，各種目標都沒問題。

我們這麼努力，是因為我們很討厭偽科學、謠言、騙子。我們這麼努力，是因為我們想提供最好最新的資訊給你，以及我們的讀者、客戶和同樣在科學界奮鬥的朋友，讓大家成功改造身體、提升表現、增進健康。

我們誠摯希望你喜歡本書，並運用書中知識有效達成健康和健身的目標。

麥克·伊斯拉特博士

梅麗莎·戴維斯博士

珍·凱斯博士

詹姆斯·霍夫曼博士

CONTENT 目錄

第一部分　營養原則與優先順序

CONTENT 目錄

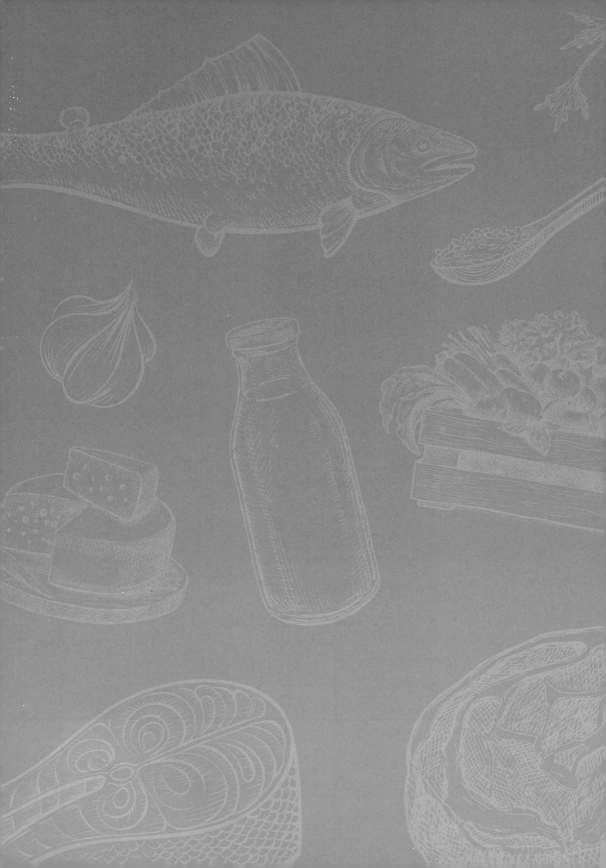

第一部分

營養原則與
優先順序

①

飲食的優先順序

THE DIET PRIORITIES

處在現今社會的我們，擁有無數種飲食方法。如果你需要證據來支持以上這句話，可以試著上網搜尋「減脂飲食」。網路上幾乎每天都會出現新的飲食方法，宣稱能夠減脂、增肌、提升表現。有些飲食方法完全移除某些食物種類，有些則只攝取某些食物種類。其實，飲食科學的範疇早已超過食物種類的控制，例如你可能聽過的巨量營養素、總熱量攝取、飲食時機等等，這些飲食方法背後的科學根據與論述常常不是很清楚。互相衝突的選擇這麼多，光是決定飲食方法就相當令人挫折、無助。

好消息是，任何飲食方法是否有效，是由五大主要原則，以及是否能依從這些原則決定。各種飲食方法和結果之所以會不一樣，全都是因為用不同的方法來執行這些原則。光看飲食方法的表面，很容易

讓我們迷失，這一種飲食方法可能要求你完全不吃碳水化合物，另一種則要求你斷食。這些飲食方法欲達成的目標大概都是減重，只不過你看到的重點可能是減碳或斷食，但這些都只是表面面向；而這些不同方法的共同目標只有一個，就是熱量赤字。真正帶來減重效果的是熱量赤字，不是減醣或少吃一餐。

熱量平衡是首要的飲食原則，任何有效的飲食方法，都會直接或間接調控熱量。其他四種飲食原則也會改變飲食的表面面向。只要你能夠看穿這些表面面向，並真正明白這五種飲食原則，你就可以評估這些原則在飲食中扮演的角色，並預測飲食方法的效果。

以下是五大飲食原則，而各種飲食方法之間會有很大的差異：

1. **熱量平衡**：每天攝取的熱量相對於燃燒的熱量。
2. **巨量營養素含量**：每天的蛋白質、碳水化合物、脂肪攝取量。
3. **營養時機**：每天攝取食物的分配時間與方法。
4. **食物組成**：巨量營養素的攝取來源。
5. **補充品與水分**：補品攝取的數量與種類（如果有的話），以及水分攝取的注意事項。

以上因素都會以某種程度影響減重、增重以及運動表現差異，我們會發現各種因素對結果會有不同程度的影響。

「依從」不屬於飲食方法的既定面向，卻非常重要。如果飲食方法是一輛賽車，依從就是駕駛；如果沒有駕駛，車子就跑不動。好的駕駛操作任何車輛都會得到最好的結果，而糟糕的駕駛就算開最好的車也可能會撞車——簡單來說，不管飲食方法再好，不遵守也沒用。

幾年前撰寫本書第一版的時候，我們參考了大量關於健身飲食的研究。我們評估了效果規模，也就是測量各實驗組間一項特定變因不同時，所觀察到的結果變化。僅調控熱量平衡的研究效果最顯著；調控巨量營養素攝取（熱量相同）的研究效果較小，但對於身體組成改變有顯著差異；改變營養時機（熱量或巨量營養素皆相同）的差異則非常小；而改變食物組成或補充品對於健身結果的影響，在多數案例中都沒有明顯差異。另外，代謝牢房實驗（metabolic ward studies）則證明了依從是任何飲食方法的成功關鍵。這些實驗的受試者全程待在研究機構，而且只吃研究者提供的食物。代謝牢房實驗是營養研究的黃金準則，因為針對各種條件都有近乎完美的依從。

我們對這些研究的資料進行量化整理，提出五大飲食原則的估計相對效果規模：

- **熱量平衡**：大約 50%
- **巨量營養素含量**：大約 30%
- **營養時機**：大約 10%
- **食物組成**：大約 5%
- **補充品與水分**：大約 5%

再次強調，這些百分比取決於個人對特定飲食方法的依從程度。如果沒有依照計畫攝取熱量，就算有完美的熱量平衡飲食計畫，也不會有理想的結果。

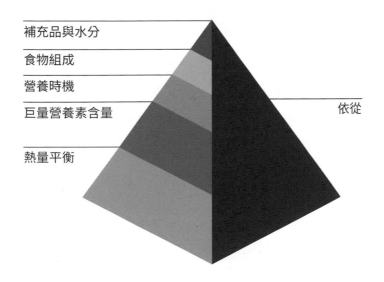

補充品與水分

食物組成

營養時機

巨量營養素含量

熱量平衡

依從

圖 1.1 　飲食優先順序金字塔，說明飲食優先順序對於身體組成與表現結果的相對重要性。

　　如果你的飲食計畫只考量熱量平衡，在飲食對於身體組成與表現的效果上，你大概可以得到 50% 左右的效果。另一方面，如果你的飲食計畫考量熱量平衡與適當的巨量營養素攝取，則可以得到 80% 左右的效果。如果你攝取適當的補充品，也只吃健康的食物選項，但完全不考量巨量營養素、時機、熱量，你從飲食得到的正面效果則不會超過 10%。我們要澄清的是，以上分析只針對身體組成改變和表現結果，**並不針對健康**。雖然食物組成（多數時候都吃健康食物）對外表或表現的影響不大，但對健康的影響則非常顯著，這點在我們寫的《了解健康飲食》（*Understand Healthy Eating*）一書中有詳細說明。

有效利用飲食原則

　　不同飲食原則會有不同效果，根據特定目標設定飲食計畫時，這些效果是相當有用的準則。一般人常犯的錯誤，包括把影響較小的面向看得太重要（例如飲食時機和補充品），以及不特別重視影響較大的面向（例如熱量平衡與巨量營養素攝取）。有些人可能非常遵守確切的飲食時機，也會攝取肌酸和乳清蛋白補充品，但如果每天的熱量和巨量營養素差異太大，就不會有明顯效果。每週都有數千人展開全新的減脂或增肌飲食，但很多人都沒有考量較高順位的飲食原則，因此效果相當有限。

　　「熱量平衡」或許是最多人忽略的飲食原則。很多人都只攝取某些特定食物種類，不知不覺地過度強調食物組成這個較不重要的飲食原則。不過，大家最過分強調的還是營養補充品。很多人買了一大堆藥丸和粉末，非常虔誠地食用，希望得到驚人的結果。很多有心認真飲食的人，花了很多時間精力在較不重要的原則，卻沒有投注太多意志力在真正重要的原則上。這個情況如果發生在減脂階段，可能會造成攝取太多（非常健康的）食物而無法達到熱量赤字；如果發生在增肌階段，可能變成只攝取高纖卻不好吃的健康食物，導致無法創造熱量盈餘來增重。就算有適當的食物組成、計畫完善的飲食時機以及補充品，這些狀況還是常常發生。

　　飲食計畫成功需要相當努力，但飲食計畫失敗的人付出的努力卻也沒有比較少。每年都有很多人發現自己在飲食上做了白工，結果相當令人失望，造成很多人覺得自己「就是很難減脂」、「就是很難增

肌」，或認為是自己出了問題。不過，這些問題真正的關鍵在於飲食原則安排錯誤。

只要試著瞭解飲食原則階層，我們就能確保投注的心血有最好的回報。在你閱讀各個飲食原則的時候，請牢記各原則的階層組織，這樣才能在設計飲食計畫時，用最有效的方法安排這些因素來達到你的目標。

重要定義與概念

以下是本書中常出現的一些重要概念與定義。在接下來的章節，我們會一直提到這些概念。若有需要，在你閱讀本書的過程中，可以隨時翻回這裡複習。

⊕ 定點

定點指的是一名成人能夠自然維持的體重。有些人的定點較高，如果飲食和運動都沒有節制，就很容易肥胖；有些人則是連健康體重都達不到。定點由基因決定，但身體傾向維持的體重還是可以改變。

⊕ 適應點

適應點指的是將你當下和先前的飲食與運動納入考量後，身體傾向維持的體重，和天生決定的定點可能會差很多。如果身體有著額外的脂肪或肌肉長達數月至數年，你的適應點可能就會永遠超過定點。然而，截至本書成書為止，還沒有足夠證據顯示減重會讓適應點會永

遠低於定點。好消息是，過重的人常常只是將適應點推得比定點高很多，而不是天生擁有非常高的定點。

　　肌肉量有自己的定點和適應點，不管進行怎樣的飲食或訓練，有些人的肌肉就是會比較多。不過，肌肉量定點和適應點的波動不如體重。如果已經練出較多的肌肉，並維持一年以上，就算之後失去這些肌肉，練回來所需的努力會比原先少非常多。此外，維持肌肉比練出肌肉還要容易得多，而我們在建構營養週期時就會利用這個特性。

⊕ 減脂期

　　以減脂為目的的飲食階段，通常有一個次要目標，就是盡可能減少肌肉流失。

⊕ 增肌期

　　以增肌為目的的飲食階段，通常有一個次要目標，就是盡可能減少脂肪增加。

⊕ 飲食後維持階段

　　又稱為「飲食恢復階段」（diet recovery phase），出現在減脂期或增肌期之後，目的是維持先前飲食階段造成的身體組成改變。本階段的任務是逐漸回到正常飲食，慢慢脫離先前階段的熱量赤字或盈餘，以在新的體重重整代謝和生理平衡，並建立新的適應點。飲食後維持階段會在減脂或增肌後開始，持續時間取決於先前階段對體重和代謝的影響。本階段結束後，你就可以開始另一輪的體重改變階段，或試著長期維持當前體重。

⊕ 長期維持／平衡階段

在這個飲食階段中，個人身體和心理都已適應當前的身體狀態。本階段通常在飲食後維持階段之後開始，持續時間取決於個人想維持這個結果多久，以及所選擇的健康、動態、平衡人生。

⊕ 大量的肌肉生長訓練

若要在減脂飲食時維持肌肉量，或在增肌飲食時提升肌肉量，都需要大量的肌肉生長訓練。本訓練方法的阻力訓練會包含多組的動作（每週每個身體部位訓練八至二十組以上），反覆次數則主要在六至三十下之間。這些阻力訓練最好由複合式基本動作組成，例如深蹲、臥推、划船等多關節大肌群動作。若想知道更多資訊，可以上 renaissanceperiodization.com 參考電子書《肌力訓練的科學原理》（*Scientific Principles of Strength Training*）。

⊕ 小量的肌力訓練

小量的肌力訓練可以在不改變肌肉大小的情況下提升肌力與爆發力。訓練組數較少（每週五至十五個身體部位），反覆次數通常在一至八下之間。等熱量飲食階段（飲食後或長期維持階段）中，這種訓練方法有助於維持肌肉量。此外，小量肌力訓練還有一個好處，就是讓肌肉對於肌肉生長訓練的效果更敏感，如此一來就更能進行下一階段的減脂或增肌飲食。

⊕ 中週期

中週期指的是以月為單位的訓練階段，通常是持續四至八週的密集訓練。中週期包含數個小週期，也就是以週為單位的訓練階段。多個中週期串聯在一起則會形成大週期，指的是為了逐漸達成特定目標的長期訓練階段。也有人將中週期（或幾個相同目標的中週期串聯在一起）稱為訓練的「團塊」或「階段」。

⊕ 肌肉合成速率（FSR）

FSR 一般指膳食蛋白質中特定數量的胺基酸合成進入骨骼肌的速率，也就是你所攝取的蛋白質中有多少拿來讓肌肉生長，以及生長速度多快。

⊕ 肌肉分解速率（FBR）

FBR 一般指骨骼肌中特定數量的肌肉蛋白分解讓身體使用的速率，也就是在訓練不足、能量不足或胺基酸循環不足的狀況下，會流失多少的肌肉組織，以及分解速度多快。

⊕ 營養分配比

營養分配比指的是飲食中肌肉和脂肪增減的比例。肌肉生長階段中理想的營養分配比應該是肌肉大量增加，脂肪幾乎沒有增加。增肌飲食階段要週期化的一個原因，就是要盡可能提升各階段的營養分配比，讓長期下來的肌肉生長大於脂肪。

⊕ 初階、中階、進階訓練者

在本書中，我們將初階訓練者定義為擁有〇至三年系統性訓練經驗者、中階者大約是三至六年、高階者則是六年以上。這些不是非黑即白的時間劃分，只是區分訓練者經驗的概率指標。一般來說，初階者增肌減脂的速度比中階者和進階者更快；而進階者即使只想增加一點點的肌肉，也需要比其他人進行更大量的訓練。雖然基因等因素對肌肉生長反應的影響很大，不同經驗層級訓練者之間還是存在相對差異。換句話說，極端值進階者的增肌速度可能會比天生較不易增肌的初階者更快，但是平均而言，訓練經驗較少的人，對於訓練的反應會比經驗較多的人顯著。

重點整理

> 若要透過飲食來提升表現和身體組成，可用下列飲食原則來評估效果：熱量平衡、巨量營養素含量、營養時機、食物組成、補充品與水分。

> 各飲食原則的影響程度不同。如果一個飲食計畫過分重視影響程度較低的原則，效果就會大打折扣，甚至注定失敗。

> 依從程度與任何飲食的效果成正比，是飲食計畫成功的關鍵。

（2）

熱量平衡

CALORIE BALANCE

無論如何，只要達成熱量赤字，就會帶來減重效果；只要達成熱量盈餘，就會帶來增重效果。至於體重改變是否改善身體組成，則取決於其他因素，包括巨量營養素的平衡，這點我們會在下一章討論。在眾多飲食原則中，熱量平衡這一項原則就足以改變體重，因此是飲食階層中最優先的原則。

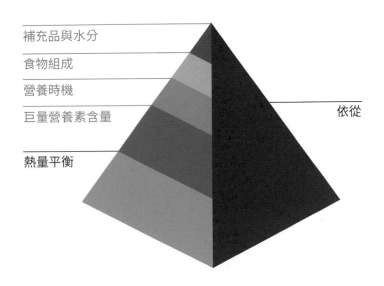

補充品與水分

食物組成

營養時機

巨量營養素含量

熱量平衡

依從

熱量

用最簡單的方式來說，卡路里是測量能量的單位。嚴格一點來看，一卡路里（通常指一大卡）是讓一公斤的水從攝氏 14.5 度升高到 15.5 度所需的熱能。這點很有意思，但對於決定食物種類並沒有太大幫助。

在營養學中，卡路里可用來計算我們從食物獲取以利用或儲存的能量。卡路里的功能很多，讓我們可以跳、跑、動腦、從訓練恢復、修復受損結構或單純提供能量以維持正常身體功能。一個人一日可能要使用 2,000 大卡的熱量，才能達到所有能量需求，從走路去接電話，到動腦來閱讀本書都需要熱量。

如果一個人每天需要 2,000 大卡才能維持身體功能，卻只攝取 1,700 大卡的熱量，他不會直接停止呼吸，也不會無法走路或思考。

相反地，身體有備案來處理這種熱量不足的情況。我們的祖先沒有商店或冰箱，所以我們的身體早已適應面對一段時間的熱量赤字，而不會造成健康或身體功能的大量損害。在前述舉的例子中，遇到熱量不足時，身體會分解自身組織（通常是脂肪），釋放儲存的能量來補足維持身體功能所需的額外 300 大卡。我們的脂肪細胞中存有相當多的能量。在食物不足的時候，身體除了會燃燒脂肪做為燃料以外，也會分解其他結構，例如組成肌肉的蛋白質。能量不足的情況下，分解何種身體組織以及分解的數量多少，取決於很多不同因素，但決定是否開始分解身體組織的主要關鍵，就是「熱量平衡」。如果身體每天都獲得足夠食物以達到所有能量需求，我們將這種情況稱為**等熱量**（isocaloric）或**正常熱量**（eucaloric）狀態。等熱量狀態讓我們得以維持體重，所以可以保持體重長時間穩定。

如果身體沒辦法獲得足夠熱量以達到能量需求，就必須分解自身組織來補償，這種飲食情況就稱為**低熱量**（hypocaloric）飲食，會造成體重下降。如果攝取超過所需的能量，身體就會將多出來的能量以碳水化合物、蛋白質、脂肪分子的形式儲存，其中又以脂肪最常見，我們將這種情況稱為**高熱量**（hypercaloric）狀態，而結果——你也猜到了，就是體重上升。

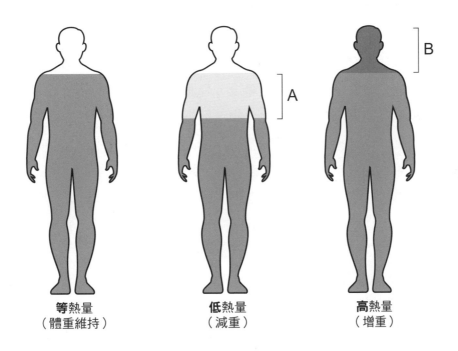

等熱量
（體重維持）　　　低熱量
（減重）　　　高熱量
（增重）

圖 2.1　等熱量飲食的熱量攝取與熱量需求相當；低熱量飲食的熱量攝取低於身體
日常需求（如圖中 A 所示）；高熱量飲食則表示攝取過多熱量（如圖中 B
所示）。

熱量與表現

　　對於身體組成改變和運動表現來說，熱量平衡是最重要的原則。
熱量攝取會影響運動表現的原因，包括調節能量取得、促進恢復，以
及影響身體組成（間接影響運動表現）。

　　運動剛開始時，身體可使用的能量來源很多。剛攝取的食物會以葡萄糖的形式存在血液中，就是隨時可用的能量來源，但會受到身體嚴密控管（目的是維持供給神經系統的葡萄糖濃度，並讓你的身體正常運作）。運動持續一段時間以後，身體組織以外的能量來源（以肝糖形式儲存於肌肉中的碳水化合物）會持續以夠快的速度提供能源，以維持運動表現。儲存於肝臟中的肝糖則會調節血液中葡萄糖濃度，而肝臟中的肝糖耗盡時，血糖濃度會下降，造成低血糖的狀態，顯然不利於運動表現。攝取熱量的過程中，肌肉和肝臟中會逐漸累積肝糖儲存。如果運動員在一週以上的時間吃得太少，高水準的表現能力會顯著下降，即使從事能量需求不那麼密集的活動也一樣。

　　血糖和肝糖提供能量的速度，都比分解身體組織來得更快、更容易。體內脂肪當然也可以提供能量讓身體移動，但能量釋放的速度太慢，無法跟上多數運動的能量需求。從實際層面來看，運動要持續大約兩小時之後，脂肪分解帶來的能量釋放才能達到最高速度。而且，就算在脂肪分解最快速的時候，為運動表現提供能量的效率還是不如血糖和肝糖，因此脂肪分解不是一個理想的選項。換句話說，減少熱量攝取，並主要依賴脂肪做為能量來源的方式，會對運動表現造成負面影響。

　　除了提供能量給身體活動之外，熱量也提供能量讓身體從訓練恢復。運動訓練的過程，至少有一定程度是先破壞，再重新建立更強健的組織。增加肌肉和訓練肌力都必須先破壞組織，並在正確的條件下恢復和適應，讓身體組織變得更大、更強壯。

　　即使運動員當下的運動表現進步只需要技術訓練，光是大量練習

和反覆，也會造成疲勞和組織損傷。許多運動也有身體碰撞的成分，
例如美式足球、橄欖球、技擊運動等都會造成組織損傷或微小傷害。
這些傷害都必須修復，而修復的過程就需要能量。除了提供能量修復
身體結構以外，熱量攝取也會影響肝糖存量。在低熱量的狀態下，多
數可用能量都用於維持身體基本功能。此時身體當然會分配一些能量
來支持修復和恢復過程，但當然相當有限，過程會比較慢，恢復也不
完全（如果低熱量情況嚴重，你的組織可能完全無法重塑）。在高熱
量的狀態下，能量過剩使得修復和恢復達到最理想狀態。更多恢復相
關資訊，歡迎上我們的網站 renaissanceperiodization.com 參考《從訓
練中恢復》（*Recovering from Training*）的電子書或有聲書。

　　體型直接受到熱量攝取影響，也會影響表現。換句話說，熱量會
透過對體型的影響，間接影響表現。取決於你的運動種類，身體必須
維持一定的體型，才能有最好的表現。例如你是一名體操選手，體重
在 60 公斤的時候有最好的表現，但你攝取的熱量只足夠支持 45 公斤
的體重，就表示你的飲食無法支持你的最佳體操運動表現，你體內的
能量和材料都不夠，不足以建立夠多的肌肉來讓你達到最佳表現；如
果你是一名跑者，攝取的熱量讓你的體重達到 95 公斤，但你在 72 公
斤時會有最佳的爆發力體重比，就表示你的身體正拖著 23 公斤的多
餘重量，必然讓你跑得更慢。

熱量與身體組成

　　身體組成指的是你的體內有多少肌肉和脂肪，而身體組成進步通

常表示變得更精實和（或）有更多的肌肉。反過來說，較差的身體組成通常代表肌肉量較低和（或）脂肪過多。大家都知道，多數飲食計畫的目標都是讓身體組成進步，而改變身體組成最重要的工具，就是**熱量平衡**。

經過數百萬年的演化，你的身體相當擅長面對即將到來的飢餓，這是人類（和動物）自古以來就有的身體特性。數百萬年的天擇，讓你的身體天生就會盡可能儲存能量，以面對食物不足的情況。身體處在高熱量情況時，會將多餘的能量以體脂肪的形式儲存，這點相當合理，因為在我們祖先的那個年代，食物充足一段時間後，必定會有食物缺乏的時期，而在食物充足時將多餘熱量儲存成脂肪，就能在食物缺乏時救你一命。如果運動員或進行飲食計畫的人今天處在高熱量情況，他們的身體就不太可能啟動燃脂路徑來取代增脂路徑。只要有多餘熱量，通常就會增加脂肪。

肌肉生長的速度比脂肪**慢**得多，這一樣是演化的結果。肌肉的代謝成本很高，建立和維持肌肉的所需能量都比脂肪高。因此，在多數情況下，身體會將額外肌肉量視為不利於生存的因素。只有在需求很迫切（愈發困難的負重任務）和穩定處在高熱量的情況下，肌肉才可能顯著增加，但增加的程度還是不如脂肪。在三個月的低熱量情況中，常常有人能夠減少七公斤的脂肪，但要在同樣時間的高熱量情況下增加七公斤的肌肉，則幾乎不可能——事實上，如果你在訓練的第一年能夠增加七公斤的肌肉，也算相當驚人了。

肌肉生長有兩個基本要求：首先，要有讓肌肉能夠生長的能量和材料（蛋白質中的胺基酸是肌肉的基石）。正如一個勤儉的家庭，除

非收入能夠超過三餐和生活帳單的開銷，否則不可能會擴建新的陽臺；除非身體有多餘的熱量和足夠的蛋白質，否則也不會顯著地啟動肌肉生長路徑。第二，要有適當的超負荷訓練來刺激肌肉生長。為了說服身體建立肌肉這個代謝成本很高的身體組織，就必須讓身體知道自己需要肌肉，方法就是愈發困難的阻力訓練。

身體同步重新組成（同時增肌減脂）的效果，不如分開執行增肌和減脂，這應該是顯而易見的事實，原因是最佳的減脂方法和最佳的增肌方法完全衝突。要得到最好的減脂效果，就需要進入低熱量狀態。身體偵測到低熱量狀態時，就會準備燃脂來補償即將到來的熱量赤字。反之，要得到最好的增肌效果，就需要進入高熱量狀態，也要讓體重上升。有多餘能量時，身體就比較不會抗拒在儲存脂肪的同時，也加入代謝成本很高的肌肉。等熱量飲食是上述兩種熱量平衡典範的中間點，對於減脂或增肌的刺激都不是很強。因為增肌和減脂的最佳方法是完全衝突的，所以試著結合兩者通常會兩頭空。簡單來說，如果要增肌，就必須處在高熱量狀態；如果要減脂，就必須處在低熱量狀態。

雖然很少見，但還是有特殊案例可以同時增肌減脂。在討論這些案例時，請回想你在社群媒體上看過的驚人轉變故事，並想想這些故事可能符合下列哪些狀況。另外提醒，同時增肌減脂並不是最有效的飲食計畫，甚至可能會讓你白忙一場。

⊕ 案例一：首次接觸飲食計畫

如果一個人多年來的飲食都不健康，突然開始控制熱量、巨量營

養素、營養時機、食物組成的話,這些新的刺激會產生相當大的影響,有時候甚至大到足以在等熱量的情況下,達到同時增肌減脂的效果。剛開始認真調控飲食的人,甚至在高熱量的狀態下,有辦法同時增加體重和減脂;在低熱量狀態時也能增肌、變強壯,同時快速減脂。這些驚人轉變的原因是身體對正式飲食控制還不熟悉,幾個月之後身體會慢慢適應,身體組成改變速度會趨緩,這種轉變就會逐漸下降。

⊕ 案例二:首次接觸訓練

剛開始訓練的幾個月,如果阻力訓練和有氧訓練的量都很大,身體對肌肉生長的營養素和能量需求都會很高,因此會大量燃燒體內儲存的脂肪,以達到能量需求。首次接觸訓練的人和首次接觸飲食計畫的人一樣,可以看到非常好的增肌減脂效果。如果同時首次接觸訓練和飲食計畫,前幾個月確實可以達成同步身體組成改變,似乎違背我們對生理學的理解。幾個月的訓練後,這種能力會逐漸下降。若要持續進步,就必須分別進行低熱量和高熱量階段,才能持續有效率的增肌減脂。

⊕ 案例三:藥物介入

合成類固醇、生長激素等藥物可促進增肌減脂同時發生。這些藥物伴隨健康風險,常常也含有違法物質,但不代表你在網路上看到的驚人案例沒有使用類似藥物。首次使用這類藥物,通常可以達到快速的同步身體組成改變。就像首次接觸飲食計畫和訓練一樣,身體最終會達成「新常態」,這時候透過藥物達到的同步身體組成改變就會趨

緩，這時候若要繼續讓身體組成同步改變，就需要更高劑量或更強力的藥物（當然伴隨的健康風險也更高）。

　　除了上述情形以外，同步身體組成改變是相對不實際的目標。雖然這個目標表面上很吸引人，不過分階段執行增肌和減脂，才是改變身體組成最有效率、最可靠的辦法。我們會在第九章討論如何安排這些飲食計畫，現在你只需要知道，如果你看到「之前」與「之後」差很多的照片，要記得背後的原因可能和我們分析過的有關，不要覺得廣告主角的飲食或訓練計畫能適用在你或任何人身上。

熱量需求因子

　　不同人對熱量需求的差異很大，背後有各式各樣的因子，以下列出其中一些：

- **體型**：體型較大者的細胞較多也較大，所以需要更多能量來支持身體運作。
- NEAT：非運動熱量消耗（Non-Exercise Activity Thermogenesis，簡稱 NEAT）指的是你在日常生活消耗的熱量，包括工作、讀書、走路去商店、講話時比手勢以及動來動去等等。不同人每天因為 NEAT 所消耗的熱量差異可能很大，但多數人靠 NEAT 消耗的熱量都比運動更多。
- **運動／訓練**：任何形式的運動訓練都需要能量，動得越多就需要越多能量。

- **身高與身體比例**：體重相同的情況下，身高較高的人通常有較大的表面積，而要讓這些接觸到環境的身體面積維持穩定體溫，也需要不少熱量。其他會增加表面積的身體特徵，也會增加代謝。

- **壓力**：和多數人想的不一樣的是，壓力會增加熱量的燃燒，因為處在壓力下時，身體的戰逃路徑會持續性低度啟動。長期壓力大的人確實很容易增重，但通常是因為壓力引起的暴飲暴食，或壓力賀爾蒙將水分保留在體內。壓力本身通常會造成體重下降。

- **恢復需求**：努力訓練不只會直接燃燒熱量，也會破壞肌肉組織（蓄意破壞）和耗竭能量儲存。從長遠的角度來看，這代表身體會需要更多熱量進行恢復。

- **基因代謝因子**：有些人天生的代謝效率較佳，可以將攝取食物中較多的能量轉為可用的能量形式。雖然平均而言，不同人的代謝差異不算太大，長期下來這些小小的差異還是會影響減重的難易程度。

- **體脂率**：脂肪可說是熱的絕緣體，而維持脂肪所需的熱量比肌肉少一些。因此，若兩人體重相同，肌肉量較大的人需要燃燒的熱量，就會略多於體脂肪較多的人。另一方面，攜帶過多脂肪會降低動作經濟性，讓能量消耗增加。脂肪過剩也可能讓體內的熱調節變得困難，造成額外能量消耗。

- **攝入藥物**：咖啡因等刺激物質會小幅度提升代謝率，燃燒一些額外的熱量。

- **性別**：由於體型、肌肉量以及荷爾蒙差異，男性燃燒的熱量比女性更多。如果控制體型和肌肉量的差異，所剩的差異會變得非常小，但仍然存在。

重點整理

＞ 熱量是影響體重、身體組成與表現最重要的營養變因。

＞ 一般而言，「增肌」與「減脂」是兩個互相衝突的目標，應該以不同的飲食階段來分別達成。

＞ 高熱量狀態最適合增肌，而低熱量狀態最適合減脂。

＞ 不管是同一人或不同人之間，每天所消耗的熱量會有很大的差異。

③

巨量營養素含量

MACRONUTRIENTS

除了熱量以外，對於調整身體組成和提升表現最重要的飲食原則，就是巨量營養素比例。巨量營養素是飲食中提供最多熱量的三種營養素，包含蛋白質、碳水化合物、脂肪。因為我們通常會相對大量攝取這些營養素，所以稱為「巨量營養素」。酒精和糖醇也有熱量，但對於健康和表現而言，它們只在總熱量攝取中佔了非常小的比例。

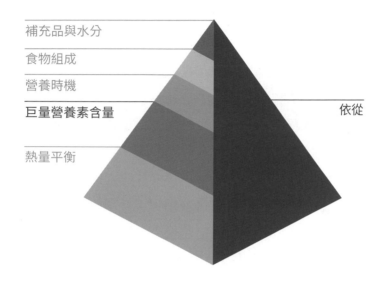

　　一般而言，巨量營養素提供身體功能運作所需的熱量。每種巨量
營養素都有熱量，但各有不同的特質和效果。選擇攝取巨量營養素的
種類時，我們必須考量熱量需求以及各種巨量營養素對於身體組成和
表現的獨特影響。一日攝取總熱量中的巨量營養素比例，會大幅影響
身體組成改變和運動表現。巨量營養素比例也會大幅影響高熱量飲食
中肌肉生長的比例、低熱量飲食中的肌肉維持量、訓練和競賽時可用
能量的多寡，以及諸如基線荷爾蒙功能與健康等其他因素。

　　巨量營養素的考量，還是必須要在處理完熱量平衡之後。如果飲
食目標是防止肌肉流失和減脂，在沒有熱量赤字的狀態下，就算是完
美的巨量營養素比例也沒用。同理，雖然肌肉生長的速率會受巨量營
養素比例的影響，但主要影響因素還是熱量盈餘（在執行正確訓練的
情況下）。

如果你的飲食計畫包含適當的熱量和巨量營養素比例，就應該會得到 80% 左右的身體組成和表現改善效果。其實，調整熱量和巨量營養素，就是「靈活性飲食」（if it fits your macros，簡稱 IIFYM）方法的精髓。IIFYM 方法認為「只要調整好熱量和巨量營養素，你將能得到飲食對於運動表現和外型的多數益處。」這是一個很好的出發點，特別是對於首次接觸飲食計畫的人。

本章中，針對個人的所有巨量營養素的建議攝取量都會根據每公斤體重，並假設這個人相對精實（體脂率低於 30%）。書中接下來的計算，若用淨體重（LBM）會比以體重公斤數來計算稍微準確。不過就算使用精密儀器，要取得精確的 LBM 還是相當困難，因此只要是相對精實的人，使用體重來計算也還算準確。如果是體脂率超過 30% 的人，則建議使用介於體重和 LBM 預估值之間的數字。

巨量營養素的熱量內容

從營養的角度來看，熱量和巨量營養素其實有所關聯。如上一章所述，熱量是能量的單位，而巨量營養素會提供能量，因此當然包含熱量。每公克巨量營養素的熱量內容如下：

- **蛋白質**：每公克含有 4 大卡的熱量
- **碳水化合物**：每公克含有 4 大卡的熱量
- **脂肪**：每公克含有 9 大卡的熱量

如上所示，每公克的蛋白質和碳水化合物都只有 4 大卡的熱量，但脂肪的熱量則高達兩倍以上，每公克有 9 大卡。這點在你建構飲食計畫時是一個考量因素，也會影響你如何分配巨量營養素的數量來符合熱量限制。

熱量限制假設

因為我們攝取巨量營養素時必然會攝取其中的熱量，也因為熱量是設計飲食計畫的首要考量，所以必須妥善安排三種巨量營養素的含量，來配合飲食計畫的熱量限制或需求，這個概念稱為「熱量限制假設」（Caloric Constraint Hypothesis，簡稱 CCH）。因為要達到飲食目標必須先考量總熱量，這個數字將決定飲食中的巨量營養素如何分配。調整一種巨量營養素的數量時，另外一種或兩種也必須調整，以維持熱量限制。所有巨量營養素對於飲食計畫的結果都有影響，所以不應該單純認為「只要多吃蛋白質就能增肌」，而不考慮攝取碳水化合物和脂肪的影響。因此，分配巨量營養素含量時，應該決定達成目標所需的總熱量、巨量營養素攝取量的理想範圍，並適度調整以達到最低需求且符合熱量限制。在熱量限制和巨量營養素範圍中，還是可以依照預期結果或偏好來稍作微調。關於如何在熱量限制下決定並計算巨量營養素比例，我們將在第十章深入探討。

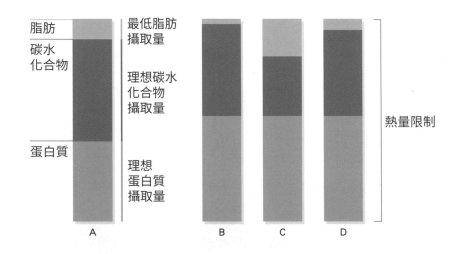

圖 3.1 　圖中 A 描述在理想蛋白質攝取量中，蛋白質、碳水化合物、脂肪的比例。B、C、D 描述在特定熱量限制中，過度攝取蛋白質會造成碳水化合物與脂肪相對缺乏。

蛋白質

　　蛋白質由數個大分子組成，而這些大分子又由另一種較小的胺基酸分子組成。蛋白質構成許多人體組織，並能組成酶以管理體內反應，在某種程度上支持多數身體功能。人類蛋白質包含二十種胺基酸，其中十一種可由身體自行製造，另外九種則必須透過食物才能獲得。

　　人體內蛋白質酶解和蛋白質合成的平衡，稱為「蛋白質轉換更新」。蛋白質酶解時，會將部分胺基酸透過排尿、排汗及其他體液排出。皮膚、毛髮和腸壁會不斷消耗充滿蛋白質的細胞，而其他胺基酸

也會燃燒做為能量，特別是碳水化合物和脂肪量不足以滿足立即能量需求的時候。為了彌補這個淨損失，必須攝取蛋白質讓身體規律獲得胺基酸。

蛋白質是生存和健康的關鍵，也對表現和身體組成有很大影響。肌肉的主要成分就是蛋白質。肌動蛋白、肌凝蛋白、肌聯蛋白、伴肌動蛋白等蛋白質組成肌肉的收縮功能。骨骼肌中的蛋白質會受到分解以支持重要身體功能，而飲食中的蛋白質會協助補給，這樣可以避免長時間下來肌肉萎縮。因此，攝取蛋白質可達到抗分解效果，因為蛋白質幫助肌肉組織維持恆定。如果目標是肌肉生長，就必須達到胺基酸正平衡。建造新組織的過程稱為「合成代謝」，而體內胺基酸盈餘而建立新肌肉的過程，就是合成代謝的例子。

從表現的層面來看，酶（由蛋白質組成）可調節體內所有能量釋放和產生動作的活動，而蛋白質也是肌鍵、韌帶等結締組織和骨骼的重要成分。如果蛋白質攝取不足，不僅會讓肌肉萎縮、影響運動表現，也會讓支持耐力表現的血紅素（將氧氣帶入肌肉的單位）減少、讓關節和骨骼變得虛弱及破壞支持健康的身體功能，而以上都是運動表現的基礎。

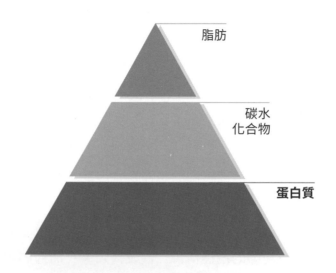

圖 3.2　在所有巨量營養素中，蛋白質對於身體組成和表現的影響最大，因此在建構飲食計畫時，必須將蛋白質排在優先順位。

　　胺基酸是多數身體功能和結構的基石，且新的胺基酸多半來自飲食，所以對身體組成和健康而言，蛋白質是最重要的巨量營養素。關於表現和身體組成的相關研究指出，雖然脂肪和碳水化合物攝取量的變化也會顯著影響飲食計畫的結果，但蛋白質攝取量的差異會帶來更大的影響。

每日蛋白質的最小、最大及建議攝取量

　　我們有兩種方法可以確認蛋白質的最大攝取量，第一種方法是先

問吃多少蛋白質會對身體有害。蛋白質在攝取後必須分解成較小的分子，而這些副產物都會經過腎臟處理。雖然蛋白質是否對身體有害是個很重要的考量，但是理論假設（攝取多少的蛋白質分解後會讓腎臟負擔過大）和來自精心控制研究的證據都指出相同結論：蛋白質攝取似乎沒有所謂的危險上限（當然必須排除腎臟疾病患者，或因其他因素必須限制蛋白質攝取量的人）。最近的研究測試每公斤體重攝取 4.4公克的蛋白質，最後並未發現任何對健康有害的結果。每公斤體重 4.4公克的蛋白質，大概比多數人每天的攝取量還要多——就算他們的飲食計畫有計算巨量營養素也是一樣。所以，這個數字對於決定蛋白質最大攝取量而言，並不是太有用。

第二種確認蛋白質最大攝取量的方法，是考量熱量限制，以及其他巨量營養素的最低攝取量。我們可以從 CCH 得到更實用的蛋白質最大攝取量，道理很簡單：如果你一整天所有熱量都來自蛋白質，就不可能攝取足夠的脂肪或碳水化合物，而你的健康、運動表現、恢復都將受很大的影響。在熱量限制以內，同時也能達到脂肪和碳水化合物的最低健康攝取量的情況下，最多能攝取多少蛋白質，就是蛋白質最大攝取量。

而理想的蛋白質攝取範圍，當然就介於最大攝取量與最低攝取量之間。我們也很希望可以建議一個蛋白質最低攝取量，一體適用於所有飲食需求。可是，支持健康、肌肉生長或其他目的蛋白質需求最低攝取量都不一樣。如果要計算合適的攝取範圍，就必須評估各種目的（健康和各種專項運動）的最低攝取量。

維持一般健康的蛋白質需求

維持健康所需的每日蛋白質最低攝取量,大約是每公斤體重 0.7 公克。請注意,這個最低攝取量不適用於打造體型或提升表現,這個數字只針對健康。

關於攝取多少蛋白質才能達到最佳健康狀態,目前研究並沒有共識。有些研究指出飲食中蛋白質較少會對健康更有益,但這些結論或許不是對研究資料的最佳解釋。在考量飽和脂肪或過度加工食品攝取等變因的文獻中,發現以天然食物為主且蛋白質攝取量高的人,和蛋白質攝取量低的人(身材甚至可能更好)一樣健康。這樣看來,每日每公斤體重至少攝取 0.7 公克的蛋白質,似乎可以讓人維持良好健康,至少對於非運動員和相對靜態生活的人是如此。

另一方面,攝取更多蛋白質可以支持更多的肌肉量,能夠帶來更多的身體活動、更不容易受傷、更佳的長期健康。此外,攝取更多蛋白質也能提升飽足感,持續時間也比相同熱量的碳水化合物或脂肪更久。肥胖對健康有負面影響,可能造成糖尿病、心血管疾病,以及其他透過減重就能預防或改善的共病症。因此,攝取更多的蛋白質會讓飲食計畫更容易執行,並讓肥胖者更容易減重,間接促進健康。攝取更多蛋白質也會提升老年時的瘦體組織(與壽命呈現正相關)、運動能力以及對傷害的抵抗力,這些都和長期健康有關。

這些間接的好處非常珍貴,在決定健康的全貌時應該納入考量。就算有人可以在蛋白質攝取量極低的情況下過活,但若要達成長期健康的目標,最好還是每天每公斤體重攝取超過 0.7 公克的蛋白質。

目前的資料顯示，要達到最佳的健康狀態，每天每公斤體重要攝取 0.7 至 4.4 公克的蛋白質。不過，我們懷疑這個範圍的低標可能不利於長期健康和老年自主生活。運動員的蛋白質攝取範圍應該要在每天每公斤體重 1.8 至 4.4 公克，才能支持足夠的瘦體組織以維持運動表現。

促進運動表現與身體組成的蛋白質需求

如前所述，蛋白質是肌肉的基石，而運動的強度比日常活動更高，因此需要更多肌肉量。運動訓練和比賽的過程會因為用力和接觸，造成肌纖維的損傷，而較大的肌纖維也需要更多能量來維護。即使是以美觀為主的身體組成為目標，還是必須要有更多的肌肉量和訓練，才能達到精實、好看的外型。多數人每天每公斤體重最低只需攝取 0.7 公克就足以維生，但這個攝取量不太可能維持運動員體格或最佳運動表現。接下來我們將討論各種運動和飲食狀況的蛋白質需求。

⊕ 耐力型運動的蛋白質需求

耐力型運動員的理想蛋白質攝取量大約是每天每公斤體重 1.1 至 2.2 公克，而只有在特殊狀況下才會逼近最低攝取量。

雖然馬拉松和鐵人三項等耐力運動不需要太大的肌肉量，但這些運動對於能量的要求極高，常常超過體內碳水化合物和脂肪所能立即提供的能量。在訓練能量系統的過程中必定會燃燒一些蛋白質，而燃燒的蛋白質會隨著時間增加，這時候就需要攝取較多的蛋白質，才能

維持穩定的肌肉量。因為這種大量訓練刺激肌纖維的頻率更高且時間更久，蛋白質轉換率就會提高，代表需要攝取更多蛋白質以達到補償。CCH 是決定耐力運動員蛋白質攝取量的重要指標，因為這些運動員必須攝取相對較多的碳水化合物，才能促進訓練和恢復效果。

耐力型運動員在訓練量極大的階段，會將碳水化合物的攝取量提升到最高，這時候或許可以使用最低蛋白質攝取量（每天每公斤體重大約 1.1 公克），但時間不要太長（數週）。在訓練量較低、碳水化合物攝取量較低的階段，較高的蛋白質攝取量可能對肌肉量的維持較有利。

CCH 將耐力型運動員每天最高的蛋白質攝取量限制在大約每公斤體重 2.2 公克，這樣它們才能攝取足夠的碳水化合物以維持訓練。我們建議耐力型運動員最佳的蛋白質攝取量大約是每天每公斤體重 1.5 公克，在需要提升碳水化合物的大量訓練階段，偶爾暫時降至 1.1 公克；在訓練量較低的時候偶爾提升至 2.2 公克。這樣可以提供額外的蛋白質來應付能量需求和肌肉損傷，也不會搶走本該分配給重要碳水化合物的每日熱量分配。

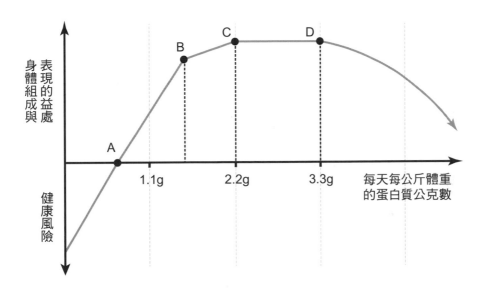

圖 3.3 不同蛋白質攝取量的相對益處（以每天每公斤體重的公克數計算），如 A 點（健康所需的最低攝取量）到 D 點（蛋白質攝取量較多，迫使其他巨量營養素攝取量因為 CCH 而低於建議量）所示。

⊕ 團隊型運動的蛋白質需求

團隊型運動員每天每公斤體重的蛋白質需求平均大約是 1.8 公克，最低是 1.3 公克，最高則是 3.3 公克。在足球、籃球、橄欖球等團隊運動中，練習和比賽會需要大量能量，因此需要更多蛋白質來避免肌肉量流失。與耐力型運動不同的是，多數團隊型運動員需要更多肌肉量才能維持最佳表現，且能量消耗的總量較低。團隊型運動員對碳水化合物的需求比耐力型運動員低很多，且提升蛋白質攝取量的好處更多，因此最佳蛋白質攝取量範圍比耐力型運動員更大。

⊕ 力量和爆發型運動的蛋白質需求

力量和爆發型運動員平均每天每公斤體重蛋白質需求大約是 2.2 公克。力量和爆發型運動包括舉重、健力、健身等相關運動；美式足球、短距離衝刺、跳躍運動、投擲運動、大力士比賽等等，這些運動的蛋白質限制與需求，都和其他運動有很大的差別：這些項目的運動員所需的肌肉量比其他項目運動員大很多，且重量訓練的頻率更高。研究已經證實，力量和爆發型運動員的最低蛋白質建議攝取量是每天每公斤體重 1.5 公克。這個最低攝取量，大致可以保證肌肉量在等熱量飲食下進行規律刻苦訓練不會流失，也能提供合理數量的合成基質。

比起耐力型和團隊型運動員，力量和爆發型運動員每日的平均能量需求較低，因此碳水化合物的需求較少，且扣除 CCH 後的蛋白質最大攝取量較高。根據不同訓練階段，力量和爆發型運動員在脂肪和碳水化合物攝取量不會過低的情況下，每天每公斤體重可以攝取高達 4.4 公克的蛋白質。

力量和爆發型運動員每天的理想蛋白質攝取量，大約是每公斤體重 1.98 公克。用每天每公斤體重 2 公克來計算會更方便，而且還是遠低於最大攝取量，所以就算考量 CCH 將其他巨量營養素攝取量降到最低，或許也不會有風險。

⊕ 低熱量飲食的蛋白質需求

低熱量飲食狀態的分解速率較高，所以蛋白質需求會提高。在低熱量飲食狀態下，每天最低蛋白質需求是每公斤體重 1.8 公克。如果進行較長期且嚴格的減脂飲食，有人認為最低蛋白質攝取量應該提

高，因為長期、激進的低熱量飲食會讓肌肉更容易流失。

多數情況下，每天每公斤體重 2.2 公克的蛋白質攝取，就相當能夠在低熱量飲食狀態下防止分解作用，同時也能攝取足夠的碳水化合物。不過蛋白質提升會讓整體飽足感的效果非常好，所以稍微提升蛋白質攝取，也能讓飲食計畫的效果更好。針對精實、無用藥健美選手的研究顯示，每天每公斤體重攝取高達 2.7 公克左右的蛋白質，都還能提升抗分解的效用，這表示進行更極端飲食或更瘦的人，可能需要每天每公斤體重攝取略高於 2.2 公克，才能達到最理想的結果。雖然效果可能不大，但蛋白質相當有飽足感，可提升飲食依存程度，所以提升蛋白質攝取對於減脂飲食也有間接益處。另一方面，蛋白質攝取量過高會排擠碳水化合物的攝取，這樣也不理想，畢竟碳水化合物也有抗分解的功效，而且能提供能量讓身體承受大量、高強度訓練，以避免肌肉流失。為了避免考量 CCH 後讓碳水化合物的攝取減少太多，低熱量飲食的最高蛋白質攝取量應為每天每公斤體重 3.3 公克左右。只要高於 3.3 公克，就必須大幅減少碳水化合物，不僅影響訓練量和訓練強度，肌肉量也更可能流失。

針對低熱量飲食的蛋白質攝取，我們建議每天每公斤體重最少 2.2 公克，而在更極端飲食或考量飽足感的情況下，可提升至 3.3 公克。

⊕ 高熱量飲食的蛋白質需求

高熱量飲食會明顯降低抗分解所需的蛋白質，因此在高熱量飲食達成合成效果的最低蛋白質需求，其實還比低熱量飲食低一些，每天每公斤體重大約 1.5 公克。這個數量雖然可能足夠，但不太可能維持

肌肉量穩定提升。

　　蛋白質攝取過多時，不太可能帶來特殊好處（例如增肌），但由於碳水化合物會促進胰島素分泌，且在長時間搭配阻力訓練的情況下，胰島素的合成效果相當明顯，所以在熱量限制內盡可能多攝取碳水化合物，對肌肉生長相當有效。碳水化合物對肌肉生長相當珍貴，建議高熱量飲食的蛋白質最高攝取量大約落在每天每公斤體重 3.3 公克，讓更多熱量可以分配給碳水化合物。

　　許多資料指出，蛋白質攝取超過大約每天每公斤體重 2 公克，就不會再提升肌肉生長效果。而且因為碳水化合物合成效果的上限沒那麼低，任何額外的蛋白質攝取，都可能在熱量限制內排擠碳水化合物，對淨合成反應造成負面影響。因此，若要達到最佳肌肉生長效果，我們建議每天每公斤體重最多攝取 2.2 公克的蛋白質。

碳水化合物

　　碳水化合物是很大的分子，有以下幾種主要類別：

- **單醣**：單一分子的碳水化合物，包括葡萄糖、果糖、半乳糖。
- **雙醣**：兩個單醣分子結合成一個較大的分子，包括蔗糖（一個葡萄糖和一個果糖結合）、乳糖（一個葡萄糖和一個半乳糖結合）、麥芽糖（兩個葡萄糖結合）。
- **多醣**：多個單醣分子串聯而成，包括澱粉（許多葡萄糖結合而成的易消化型態）、纖維素（多數為人類無法消化的纖維，並由葡萄糖分子組成）、肝糖（許多葡萄糖分子組合而成的不規

則聚合物，是肌肉細胞和肝臟中最常見的碳水化合物儲存形式。）

上述所有碳水化合物（除了纖維）都能轉為葡萄糖使用，順序通常如下所示：

1. 運送至細胞後分解立即提供能量。
2. 運送至血液來循環，提供葡萄糖給需要的細胞，例如有些神經細胞本身並未存有太多能量，且偏好使用葡萄糖。
3. 運送至肝臟後重組為肝糖儲存，血液中葡萄糖濃度過低時，肝臟中的肝糖會分解以釋放葡萄糖進入血液。
4. 運送至骨骼肌後重組為肝糖儲存，骨骼肌以高強度運作時（慢跑以上的強度），非常倚賴儲存的肝醣提供能量來幫助肌肉收縮。

葡萄糖進入身體後，會優先提供給需要能量的細胞。多數細胞的能量飽和後，攝取的葡萄糖才會提升血糖濃度。血糖來到一定濃度後，肝糖合成就會變成優先要務。以上這些碳水化合物的需求都滿足後，肌肉中的肝糖才會開始合成出顯著的數量。

原本「簡單」碳水化合物的定義是單醣，而雙醣和「複合式」碳水化合物指的則是多醣。先前認為簡單碳水化合物較容易消化、吃起來較甜、更容易上癮、對健康較不好，而複合式碳水化合物則完全相反。不過，這種碳水化合物的分類方法有著根本上的瑕疵，例如，果糖屬於簡單碳水化合物，但消化速度非常慢；而澱粉本身屬於複合式碳水化合物，消化和吸收速度卻遠比果糖更快。此外，澱粉甚至比簡

單碳水化合物更容易上癮。只要適度攝取，簡單糖類對健康的威脅不會比澱粉還大，甚至還能對訓練產生與時間相關的特殊益處。根據分子複雜程度將不同碳水化合物貼上「好」或「壞」的標籤，實在一點道理都沒有。

你可能已經知道，碳水化合物在人類飲食中的功能是提供能量。蛋白質主要是身體組織的基石，只有在特定情況才會做為能量使用（碳水化合物和脂肪不足時）。碳水化合物是能量代謝的基礎原料，並只會以特定形式組合供身體使用。也就是說，碳水化合物對身體的主要功能是提供能量給細胞，特別是讓肌肉細胞運作和收縮。碳水化合物是不可替代的主要能量來源，能以簡單快速的方式提供細胞能量，特別是神經細胞和肌肉細胞等能量消耗很大的細胞。

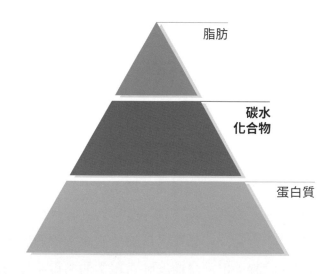

圖 3.4　在巨量營養素中，碳水化合物對於身體組成和表現的影響僅次於蛋白質，因此在建構飲食計畫時，重要性也僅次於蛋白質。

每日碳水化合物的最小、最大及建議攝取量

葡萄糖雖然也可由其他巨量營養素取得，但效率較差。人體其實不需要從飲食中攝取任何碳水化合物，也能夠生存並維持基本健康。因此，最低碳水化合物攝取量可以是 0。但是，含有人體所需維生素、礦物質、植化素和纖維素最豐富的蔬菜、水果，以及全穀物全都含有碳水化合物。這些微量營養素雖然都可以透過補充品取得，但透過攝取天然食物來補充的效率更佳，因此完全不攝取碳水化合物，對健康還是會有些風險。

要攝取多少植物類食物才能達到微量營養素需求，取決於攝取的食物種類。如果規律攝取各種顏色的蔬果，其中的微量營養素就可以滿足健康需求，而且同時攝取相對少的碳水化合物。但是，如果食物主要來源是加工穀類，就必須攝取很多富含碳水化合物的食物，才能確保攝取足夠的微量營養素。

碳水化合物的最高攝取量，建議在蛋白質和脂肪最低攝取量的前提下，使用 CCH 來決定。只要在限制範圍之內，即使攝取非常多的碳水化合物，也不會有明顯壞處。這些建議相當模糊，所以以下我們列出特定情況的碳水化合物攝取個別建議。

⊕ 維持健康的碳水化合物需求

根據我們的估計，如果飲食中主要碳水化合物來源是蔬果，每天每公斤體重最少攝取大約 0.7 公克的碳水化合物，就足以滿足維生素和微量營養素需求。生酮飲食最近雖然相當流行，但並不是非常健康。

許多指出生酮飲食諸多益處的研究，使用的都是肥胖受試者，而對這些受試者而言，任何減重方法都能增進健康。要澈底評估低碳飲食的優劣，還需要針對健康但偏向靜態生活者進行更好的研究。生酮飲食短時間內（數月）可能還算安全，但不建議長期執行（數年）。不過因為醫療理由執行生酮飲食則是另一回事，目前有許多相關研究正在進行。

數十年來，許多針對素食者或以植物為飲食主體者的研究，都指出攝取相對較多的碳水化合物，對健康並沒有負面影響。但是請別忘記，我們是透過 CCH 來檢視這些論述。如果你攝取很多碳水化合物，開始超過熱量需求並增加多餘脂肪，對健康幾乎一定會有負面影響。另一方面，如果你用太多脂肪和蛋白質來取代碳水化合物的熱量，也會對健康有負面影響。只要在 CCH 的限制之內，即使碳水化合物達到最大攝取量，對健康也不會有負面影響，例如許多素食者攝取的熱量高達八成都來自碳水化合物，但整體而言，他們的健康狀況和其他受試者都差不多。

當然，這項原則有一個重要例外，就是血糖調控異常的人，例如糖尿病患者、甲狀腺異常者或多囊性卵巢症候群（PCOS）患者、長期消化疾病患者，以及其他代謝功能失調者。有上述狀況的人如果要改變飲食，必須先諮詢醫師或臨床營養師（政府認證的營養師）。

攝取蔬果和全穀物對維持理想健康非常重要，因此我們不建議你長期每天碳水化合物攝取低於每公斤體重 1.1 公克。如果攝取的碳水化合物完全來自天然食物和蔬果，最低攝取量可以降至每天每公斤體重 0.7 公克，就能獲得足夠的微量營養素以維持最佳健康。請記住，

以上維持健康所需的攝取量相對較低，不足以支持運動表現或維持肌肉量；而且如果要達到最佳健身效果，就必須攝取更多碳水化合物。

促進運動表現與身體組成的碳水化合物需求

神經系統的運作非常倚賴葡萄糖，若血糖濃度快速下降，可能造成腦部功能衰竭甚至死亡。神經系統也有其他能量來源，例如從脂肪產生的酮體，以及在碳水化合物攝取較少時利用蛋白質當能量，但這些方法僅限用於緊急狀況。

正常的血糖濃度可以維持心智敏銳、力量輸出以及預防疲勞。血液中葡萄糖含量充足時，大腦營養充足且反應迅速，因此反應時間會比較快、判斷力更敏銳、動機也會更強。

血糖濃度過低時，神經系統的運作就會衰退，使得讓肌肉收縮的運動單元（肌肉中與一條神經連結的所有部分）變少，造成收縮力量、肌力、速度、爆發力以及耐力下降。

一直以來都有研究顯示，血糖濃度下降和疲勞程度上升有關。競賽本身就會讓身心疲勞，但低血糖會加速疲勞。因此，運動訓練或競賽時若能攝取足夠碳水化合物以維持血糖濃度，可以有效延緩疲勞。

在高強度或大量運動的時候，葡萄糖也是身體偏好使用的能量來源。超過肌肉最大收縮力量百分之三十的反覆動作，主要就是依靠碳水化合物——尤其是肌肝糖。幾乎所有運動都需要非常用力，而雖然許多運動用力的強度較低，但決定運動表現的常常是運動中高強度的成分，任何形式的重量訓練尤其是如此。有人認為一下動作（單一反

覆次數）要求的碳水化合物不多，在相當劇烈的情況確實如此。一下和兩下反覆次數的能量來源是體內儲存的 ATP（三磷酸腺苷）和磷酸肌酸，但肌肉收縮還是由神經系統啟動，所以就算大量肝糖儲存對這種運動強度沒有太大影響，攝取碳水化合物還是有幫助。此外，每一組動作結束後，ATP 和磷酸肌酸的恢復仍然倚賴碳水化合物。無論如何，重複組數以及超過三下的反覆次數，都很大程度倚賴肝糖做為能量來源。因此，對於幾乎所有重量訓練類型的運動和多數運動而言，最佳運動表現都相當倚賴碳水化合物。

攝取碳水化合物對於預防肌肉流失相當有幫助，碳水化合物會提供能量，可以避免分解身體組織當作燃料。此外，身體需要肝糖和胰島素啟動路徑才會產生合成代謝，而兩者都直接受碳水化合物攝取影響。攝取碳水化合物後血糖上升之後會分泌胰島素，而胰島素是合成信號很強的荷爾蒙。胰島素對肌肉和脂肪組織都有合成效果，但對於進行阻力訓練的精實訓練者而言，胰島素的淨效果會比較偏向建立肌肉組織，而非脂肪組織。和許多其他荷爾蒙一樣（例如睪固酮、生長激素、雌激素等等），胰島素在長期高濃度的情況下能發揮最強效用。一日中如果胰島素濃度只在運動後一小時提高，但其他時候很低，那麼肌肉就只會接觸到相對少量的胰島素。相反地，如果胰島素每天大部分時間都很高，那麼長久下來（數月），合成與抗分解信號的效果將對肌肉產生很大的影響。

蛋白質對於提升胰島素濃度有一些效果，但脂肪沒什麼效果；碳水化合物的攝取對於血糖濃度則有相當可預測且持久的效果。如果要提升胰島素讓肌肉生長，最簡單有效的方法就是攝取碳水化合物。

對肌肉生長和維持而言，肝糖造成的合成代謝可能更為重要。攝取碳水化合物讓你可以更努力訓練，就能生長更多肌肉，並將更多熱量用於肌肉修復和維持。如果在低熱量飲食下執行，很可能因為熱量攝取不足而抵銷掉合成代謝反應。此外，一直有研究顯示，在低肝糖狀態下（因為低碳飲食）訓練會比在高肝糖狀態流失更多肌肉。已有人指出這些效應的許多分子路徑，代表其中的影響和機制都已經過仔細研究。也就是說，如果你長期碳水化合物攝取不足，很可能會在高熱量飲食中獲得較少的肌肉量，並在低熱量飲食中流失較多肌肉量。

⊕ 耐力型運動的碳水化合物需求

要在傳統耐力型運動達到高水準表現，就需要攝取碳水化合物。產生能量、滿足神經系統需求，以及從耐力訓練中恢復的最好辦法，就是攝取碳水化合物。要達到最佳的表現和恢復，建議每天每公斤體重最少攝取 3.3 公克的碳水化合物。而多數情況下，每天 3.3 公克僅適用於低強度或低訓練量日。換句話說，對耐力型運動而言，低碳飲食是一種相對無意義的飲食策略。

由於碳水化合物對耐力型運動有許多好處、達到最大攝取量也不會有壞處、加上脂肪攝取超過最低標準後就沒有好處，因此對於耐力運動員而言，在 CCH 範圍內盡可能大量攝取碳水化合物，將可能得到最理想的效果。不過，每天每公斤體重攝取超過 6.6 公克的碳水化合物，在多數訓練日中大概都不會有額外好處。瞄準目標攝取量，並將額外的熱量分配給脂肪和蛋白質，對耐力型運動員而言是一個好方法。在訓練量非常高的日子，暫時提高碳水化合物攝取量可能會有幫

助，例如一天騎了十二小時的自行車選手，或一日跑了八十公里的超馬選手，這時候一日每公斤體重攝取 11 公克的碳水化合物可能會有幫助。在運動量這麼大的日子會消耗相當多熱量，因此攝取這麼多碳水化合物不太可能超出等熱量飲食的 CCH 限制，同時也能促進表現和恢復。

⊕ 團隊型運動的碳水化合物需求

團隊型運動員的合理碳水化合物攝取量，大約是每天每公斤體重 3.3 公克。訓練強度相對較低，且運動訓練時間以外的生活型態非常靜態的運動員，攝取量可以更少；而訓練強度較高，且生活型態更為動態的運動員，對於碳水化合物的需求可能更高一些。

對多數團隊型運動而言，理想的碳水化合物攝取量範圍大約是每天每公斤體重 3.3 至 6.6 公克。與耐力型運動一樣，如果是特別辛苦的賽事或訓練日，攝取超出上限很多的碳水化合物，可以促進表現與恢復。

決定這些攝取範圍的時候，我們的目標是追求競技運動表現，不只是為了休閒而已。如果你參加運動的主要目的是休閒而非競技，飲食中的碳水化合物就可以減少（CCH 的空間會更大），或許飲食計畫就會更容易。如果是為了競賽而大量攝取碳水化合物，就會在設計飲食的時候犧牲脂肪的攝取。

⊕ 力量和爆發型運動的碳水化合物需求

大量肌肉生長訓練或體能訓練的時候，每天每公斤體重可能最多

需要 5.5 公克的碳水化合物；而在肌力、爆發力、速度訓練階段，多
數運動員每天每公斤體重大約只需 2.2 公克就能達到最低需求。從一
般運動員飲食和西方飲食的角度來看，這個數字相當低，但相當適合
許多力量和爆發型運動。

對於力量和爆發型運動員而言，碳水化合物的攝取量會因訓練量
和日常活動的不同而有很大差異，但平均每天每公斤體重 3.3 公克的
攝取量，是一個很好的參考數字。依據不同的活動程度和訓練種類，
每天每公斤體重的最低攝取量可以在 2.2 公克和 5.5 公克之間調整。

⊕ 低熱量飲食的碳水化合物需求

碳水化合物具有很強的抗分解特性，所以如果減脂飲食中碳水化
合物攝取量很低，可能造成肌肉流失。如果目的在低熱量飲食的情況
下避免肌肉流失，而進行肌肉生長訓練和特定形式的運動訓練或有氧
運動，建議每天每公斤體重最少攝取 2.2 公克的碳水化合物。若低於
建議量，可能會耗盡多數主要肌群的肝糖、長期降低血糖、製造不利
於肌肉生長的化學環境，也會妨礙有益於肌肉維持的大量與高強度訓
練。低攝取量可以持續幾天的時間（例如恢復日），在肝糖嚴重耗竭
過後必須補充，才能防止肌肉流失。

執行減脂飲食的時候，隨著熱量越來越少，CCH 扮演的角色會越
來越重要。熱量上限降低，各種巨量營養素的比例組合會開始減少；
在認真減脂飲食的最後階段，所有巨量營養素可能都必須達到或是接
近最大攝取量。

因此，減脂飲食的理想碳水化合物攝取量，就是在符合 CCH 的

前提下，蛋白質和脂肪都達到最低攝取量之後，還能夠攝取的碳水化合物最大值。

⊕ 高熱量飲食的碳水化合物需求

執行高熱量飲食的時候，建議每天每公斤體重至少攝取 2.2 公克的碳水化合物，以維持肌肉生長。若低於建議量，可能會降低胰島素分泌，且必須大量攝取脂肪和蛋白質，讓肌肉生長變得更困難且更沒效率。低碳情況下確實仍然可能增肌，但難度較高。之前曾經討論過，碳水化合物會促進表現，以及透過肝糖和胰島素調節的合成反應，因此我們建議在高熱量飲食中盡可能大量攝取碳水化合物（在 CCH 之內），以達到最佳的肌肉生長效果。

脂肪

膳食脂肪有四大類：

- **單元不飽和脂肪酸**：脂肪酸分子鏈中只有一個雙鍵，這些分子可能存在於順式構形或反式構形，而反式構形就是待會提到的第四類。
- **多元不飽和脂肪酸**：脂肪酸分子鏈中有多個碳雙鍵，這些分子也可能存在於順式構形或反式構形。
- **飽和脂肪**：飽和脂肪中的碳分子之間沒有雙鍵，使得氫原子鏈達到最大值，因此分子中的氫原子達到「飽和」。
- **反式脂肪**：反式指的是不飽和脂肪酸的構形方式。不飽和脂肪

酸中的碳原子中間有雙鍵，可避免氫原子結合，所以氫原子不
會「飽和」。因此，一個雙鍵的碳鏈只有兩個可能延伸方向，
不是同邊（順式）就是反邊（反式）。

必需脂肪酸和必需胺基酸一樣，對生存和健康非常重要，但是
人體無法自行製造，因此必須從食物中攝取。人類飲食中有兩種必
需脂肪酸，分別是 Omega-6 和 Omega-3 多元不飽和脂肪酸，兩種皆
存在於各式食物中，也都能透過補充品取得。極低脂飲食可能會有
必需脂肪酸不足的風險，特別是 Omega-3。此外，有些維生素必須
有脂肪才能由腸道吸收，因此極低脂飲食也會有維生素不足的風險。
脂肪攝取量不足也可能導致荷爾蒙失調，因為脂肪是製造某些荷爾
蒙的原料。

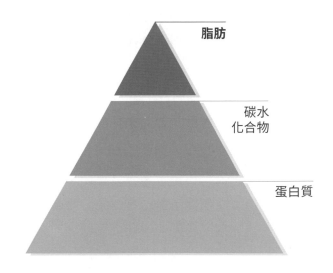

圖 3.5　比起其他巨量營養素，脂肪對身體組成和表現的影響最小。

每日脂肪的最小、最大及建議攝取量

⊕ 維持健康的脂肪需求

無論身體活動程度，各人最低脂肪建議攝取量都相同，並且與健康和運動表現息息相關。最低建議攝取量是每天每公斤體重 0.7 公克，若能達到這個數字，必需脂肪酸（Omega-3 和 Omega-6 脂肪酸）就很有可能達到最低需求。此外，脂肪攝取到最低建議量，也確保能夠支持充分的睪固酮、雌激素、前列腺素分泌，達到最佳的身體組成和運動表現。和其他營養素一樣，最低建議量會因人而異，不過每天每公斤體重 0.7 公克幾乎適用所有人。至於最高脂肪攝取量，現有研究指出只要脂肪攝取不要超過碳水化合物、蛋白質和熱量的 CCH，都算是健康。有證據指出，將脂肪控制在每天總熱量攝取的百分之四十以下，對於腸道健康和身體組成較為理想，因此這是熱量限制內的合理最大攝取量。攝取脂肪的種類和比例對於健康和身體組成也會有影響（詳見第五章）。

必須注意的是，有些人可能會在脂肪攝取稍高或稍低的情況下達到較佳的抽血結果。如果健康是首要考量，建議嘗試不同範圍的脂肪攝取量，並與醫師透過抽血來評估健康狀況。也就是說，有些人的飲食在達到碳水化合物、蛋白質和微量營養素需求的情況下，脂肪攝取量相對較高，但還是可以非常健康。這種飲食當然對食物來源品質的要求較高，但確實可能達到。不過，這類飲食較不利於運動表現或改變身體組成。

促進運動表現與身體組成的脂肪需求

睪固酮和雌激素的分泌有部分依賴脂肪攝取，而這兩種荷爾蒙對肌肉生長、維持和幾乎所有表現適應都非常重要。此外，攝取脂肪得到的必需脂肪酸可以產生生理活性脂類化合物，這些化合物具有調節發炎過程的功效，在肌肉生長和修復過程扮演關鍵角色。

有人建議將脂肪做為運動表現的主要能量來源，最新的主張是用來協助超級耐力運動的表現。提倡此做法的人常指出，必須連續幾週幾乎完全戒除碳水化合物，變得「適應脂肪」的時候，運動表現才可能因此提升。截至本書出版時間為止，幾乎沒有證據顯示脂肪適合當作高水準運動表現的能量，而且很多證據都顯示碳水化合物是更好的運動表現能量來源。雖然脂肪很重要，但不是最佳的運動表現能量來源，所以針對運動的脂肪攝取建議和針對健康的建議非常類似。運動項目的 CCH 和特定飲食階段的依從建議會讓攝取量稍有不同，之後會詳細討論。

⊕ 耐力型、團隊型、力量和爆發型運動的脂肪需求

由於碳水化合物的需求和 CCH 限制，耐力型運動員的建議脂肪攝取量非常接近每天每公斤體重 0.7 公克。至於團隊型運動員以及力量和爆發型運動員，只要適量攝取蛋白質和碳水化合物，並且脂肪攝取量介於最低建議量和 CCH 上限即可；唯一的差別在於，團隊型運動以及力量和爆發型運動員有不同的訓練週期，有時候會降低碳水化合物的攝取，這時候多攝取一些脂肪也不會有壞處。

⊕ 低熱量飲食的脂肪需求

一方面來說，在低熱量飲食中攝取多一些脂肪，代表食物選擇較為彈性，可以提升依存度，讓飲食計畫更容易成功。另一方面，飲食的熱量「天花板」越低，可防止分解代謝並提供訓練能量的碳水化合物就越重要，降低脂肪攝取以減少熱量就更為合理。我們建議將脂肪降到維持健康所需的攝取量來減少熱量。

⊕ 高熱量飲食的脂肪需求

如果飲食的目的是增肌，最好的辦法是儘量攝取碳水化合物。脂肪攝取量達到最大或接近最大以挪出更多空間給碳水化合物也有幫助，但是實際上我們知道，對於增肌而言，高熱量飲食中的熱量盈餘，比起巨量營養素含量更為重要。脂肪對於想維持熱量盈餘的人來說有些特別的益處：脂肪很好吃且容易添加進食物，這讓食物吃起來會更容易且更有趣。此外，脂肪佔據的胃部空間較少，所以從脂肪攝取更多熱量，可以更舒服達到高熱量飲食。對於初階者和中階者而言，我們建議可用任何巨量營養素（蛋白質、脂肪、碳水化合物）來達到熱量盈餘，只要有達到蛋白質和碳水化合物的需求就可以。對於吃不多、無法增重的人而言，攝取更多脂肪可以幫助增重。對於沒有飲食問題的進階訓練者而言，讓脂肪攝取量接近下限（每天每公斤體重 0.7 公克）並用碳水化合物來達到高熱量狀態，可能是最好的辦法。

巨量營養素的建議量 (以每天每公斤體重所需公克數計算)			
活動量／飲食量	蛋白質	碳水化合物	脂肪
最佳健康	0.7g（運動員為 1.8g）至 4.4g（或 CCH 上限）	0.7g 至 11g	0.7g 至每日總熱量的 40%
耐力型運動	1.1g 至 2.2g	3.3g 至 11g	0.7g 至 CCH 上限
團隊型運動	1.3g 至 3.3g	3.3g 至 6.6g	0.7g 至 CCH 上限
力量和爆發型運動	1.5g 至 4.4g	2.2g 至 5.5g	0.7g 至 CCH 上限
低熱量飲食	2.2g 至 3.3g	2.2g（休息日為 0.7g）至 CCH 上限	0.7g 至 CCH 上限
高熱量飲食	最多 2.2g	2.2g 至 11g	0.7g 至 CCH 上限

表 3.1 此為各種運動和飲食狀況下，增進身體組成和運動表現的巨量營養素建議攝取範圍。

　　請記住，針對特定運動訓練時同時進行低熱量或高熱量飲食，可能需要在運動表現和飲食計畫之間權衡得失，所以要根據首要目標來選擇合理的攝取範圍。即是是同一項運動，不同訓練階段的最佳巨量營養素含量也可能不同。例如耐力型運動的訓練和競賽顛峰時，會接近碳水化合物建議攝取量的上限；而團隊型、力量和爆發型運動在少量訓練階段時，會接近攝取量的下限。

巨量營養素階層

蛋白質＞碳水化合物

多數情況下，肌肉量的提升和維持是最重要的目標，這時候蛋白質比碳水化合物更重要。碳水化合物確實可以抗分解並提供合成訊號，不過蛋白質本身就是肌肉的基石。換句話說，碳水化合物雖然很有效，但充其量只扮演支持和促進的角色而已。考量過熱量以後，需要優先考量的幾乎都是蛋白質。只有在特殊情況下，碳水化合物的重要性才會與蛋白質相當，或是比蛋白質更重要。

碳水化合物＞蛋白質

碳水化合物比蛋白質更重要的代表性例子，就是耐力型運動員。進行大量耐力訓練時，肝糖和葡萄糖會很快耗竭，這時候的當務之急就是攝取足夠的碳水化合物來補充。雖然蛋白質攝取量不足也會有負面影響，但大多都要數週或數月後才會出現肌肉量下降。如果碳水化合物攝取不足，會立刻對訓練品質和表現有負面影響。如果你是耐力型運動員，應讓蛋白質攝取長期高於最低建議量；但在刻苦訓練階段和比賽時，暫時將碳水化合物擺在第一順位，將有助於最佳表現。此外，主要目標是從高強度競賽或訓練中恢復時（例如團隊型運動的賽季中），碳水化合物可能會比蛋白質更重要。

碳水化合物＞脂肪

　　對於高強度運動表現而言，脂肪不是良好的能量來源。脂肪可以為強度很低的動作提供能量，包括走路和慢跑等等，因此生酮（低碳）飲食在超級耐力運動的效果比多數其他運動更好。不過就算是這些極端耐力項目的運動表現，還是大幅倚賴體內碳水化合物儲存，也會受益於碳水化合物較高的飲食狀況。碳水化合物是多數運動最佳的能量來源，因此碳水化合物的攝取對表現的影響更大（訓練和競賽都是），所以比脂肪更重要。此外，碳水化合物也是神經系統較好的能量來源，而神經系統掌管運動表現的心理層面。同樣是大量攝取，碳水化合物對身體的好處比脂肪更多，因此我們認為碳水化合物比脂肪更重要。

重點整理

> 巨量營養素包括蛋白質、碳水化合物、脂肪，是每日熱量攝取的主要來源。

> 每天都必須攝取大量的巨量營養素（以公克計算）才能生存。

> 對身體組成改變和表現而言，蛋白質是最重要的巨量營養素，其次是碳水化合物，再來是脂肪。

> 蛋白質是肌肉生長與修復的材料，對幾乎所有生理系統也都至關重要。

> 蛋白質建議攝取量的範圍是平均每天每公斤體重 1.1 公克到 3.3 公克，這個範圍適用各種運動種類。

> 碳水化合物是所有運動和競技的主要能量來源,也是較佳的神經系統能量來源。

> 碳水化合物對促進運動表現和刺激合成反應都至關重要。

> 碳水化合物的攝取與訓練負荷量直接相關,攝取量的範圍可以從接近 0 攝取到每天每公斤體重 11 公克。

> 除了活動量極低或極高的日子以外,多數運動的碳水化合物建議攝取量介於每天每公斤體重 2.2 公克至 6.6 公克之間。

> 脂肪對健康至關重要,但促進身體組成和運動表現的功能有限。

> 只要滿足每天每公斤體重最少 0.7 公克的前提,脂肪在 CCH 之內的攝取量非常有彈性,可視個人偏好和需求增減。

營養時機

NUTRIENT TIMING

營養時機對於體態和表現的影響雖然不大,但仍算是顯著。雖然 10% 的影響看似微不足道,但高水準運動員之間的表現差異往往比 10% 少很多,只要 1% 以下的表現差異,就能決定你是否可以贏得奧運金牌。即使是業餘運動競賽,運動員之間的表現差異通常也不會太大。每個飲食階段 10% 的差異經過數年的累積,也會大幅影響長期結果。對競技運動員和健身愛好者而言(尤其是對訓練和飲食較有經驗的人),飲食時機也是有效進步的重要因素。本章將討論營養時機的理論面向,而實務應用則會在第十章討論。

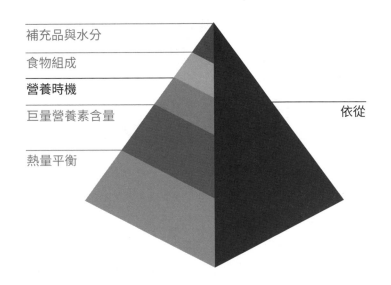

補充品與水分

食物組成

營養時機

巨量營養素含量

熱量平衡

依從

營養時機有六大要素：

飲食數量

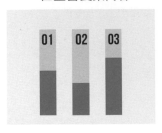

飲食間隔

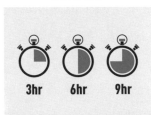

飲食份量

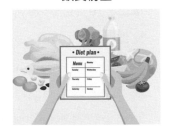

巨量營養素內容

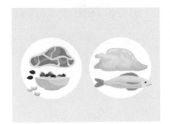

飲食組成

活動前後飲食時機

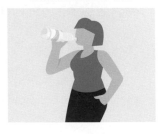

飲食數量，指的是每天的飲食數量，一次飲食的定義是吃了一份食物，**不管數量是多少**（即一份食物加唾液）。舉例來說，如果你下午一點吃了幾口三明治，然後一點半又吃了幾口，那麼以營養的標準而言，你就是「兩次」飲食。

飲食間隔，指的是每次飲食之間的時間，而飲食之間的時間長短取決於消化時間與每小時的身體需求。不過，每天都吃六餐、每餐一樣多、每餐之間的間隔都一樣，所達成的效果和三餐不會一樣，就算飲食數量和間隔都一樣；它們的差距就在第三個要素：飲食份量。

飲食份量，就是每餐吃下多少食物，會以**每餐的熱量**來計算。

巨量營養素內容，指的是飲食中各種巨量營養素有多少，就算每次飲食熱量都一樣，巨量營養素也可能不同。例如兩次飲食都有 500 大卡，其中一次可能有 50 公克的蛋白質、25 公克的碳水化合物、22 公克的脂肪；而另一次可能有 25 公克的蛋白質、50 公克的碳水化合物、22 公克的脂肪。以熱量來說，每次飲食的**份量**都一樣，但是巨量營養素的**內容**不同。

飲食組成，指的是構成每次飲食中熱量和巨量營養素的食物種類。飲食中的食物種類會影響消化速率、吸收速率、飽足感、是否造成腸胃不適，以及其他值得考量的因素。即使熱量和巨量營養素都一樣，不同食物選擇還是有不同好處。舉例來說，不管來源是雞胸肉或乳清蛋白飲品，同樣都是 30 公克的蛋白質，但攝取時機不同，兩種食物選擇就會有不同的好處。乳清蛋白消化速度很快，而且不會佔據太多胃部空間，所以在你感覺很飽又想增重的時候非常有用；而雞肉消化速度較慢、食物的份量也比較大，因此在與前一餐隔較久時間，

你感覺飢餓又想感到飽足的時候，雞肉是你更好的選擇。

活動前後的飲食時機是營養時機最後一個要素，但不代表不重要。活動前後的飲食時機，指的是根據訓練時間來調整飲食和巨量營養素，達到促進體態和表現的最好效果。**訓練前、訓練中和緊接在訓練之後的飲食特別重要。**

營養時機的影響

調控營養時機要素的影響力已有多項研究證實，這些影響將決定飲食設計中的營養時機架構，我們將在以下幾個小節討論。不過，各個營養時機要素彼此環環相扣，調整一個通常就會影響另一個。我們將會根據影響來討論這個要素，並整理出我們的建議。

飽足感和依從

根據飲食原則階層，若營養時機不佳，可能讓表現和身體組成的效果減少 10%。營養時機不佳也會導致飲食依從的問題，進一步破壞效果。舉例來說，如果你的增肌飲食必須每天攝取 4,000 大卡以上的熱量，而且你選擇每天吃兩餐，這兩餐都會包含 2,000 大卡。這點在減脂的最後階段可能聽起來很好玩，但熱量盈餘幾週之後，繼續攝取如此大份量的飲食會變得相當困難。將這個飲食負擔分成四餐或五餐 800 至 1,000 大卡的飲食，會更容易讓你持續下去。在熱量光譜的另一個極端是「低熱量飲食」，這種飲食會讓人感到飢餓。除了有違反飲

食依從的風險之外（作弊飲食），長期飢餓會增加壓力和疲勞程度，影響表現並使肌肉流失。有兩種極端的營養時機，會在減脂飲食中增加不必要的飢餓感。第一種是極低頻率的飲食方法，讓你一天中大部分的時間餓肚子，然後狂吃幾份大餐。因為吃得很開心帶來的衝動，會讓我們對食物更加渴望，也會產生不健康的飲食習慣，在飲食階段結束後甚至還會持續下去；另一種極端是極高頻率的飲食（每天吃十幾份小餐），但這樣你會覺得從來沒有吃到正餐，也讓你更可能偏離飲食計畫。

以飢餓和飽足感來安排營養時機最好的辦法，就是**飲食之間平均間隔四到八小時，且熱量內容類似**，並避免與這個原則差距太大。如果因為生活排程讓飲食間隔無法平均，建議根據間隔長短來調整飲食份量（見圖 4.1）。這些做法能夠輕易配合蛋白質頻率和份量建議，我們接下來就來討論。

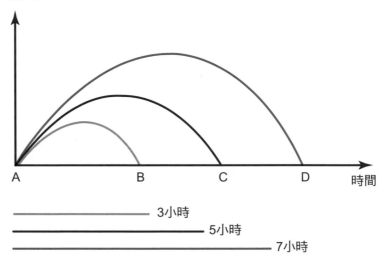

血液中營養素含量

時間

A　　　　B　　　　C　　　　D

3小時

5小時

7小時

圖 4.1　A 是你一日中的第一餐，B、C、D 是你可能的第二餐時間。如果第二餐的時間是 B，則第一餐的份量要比較小（三小時左右吸收）；如果是 C，則第一餐份量適中（五小時左右吸收）；如果是 D，則第一餐份量要非常大（七小時左右吸收）。無論如何，由於飲食份量安排妥當，身體在每份飲食間都能獲得穩定的營養素。

消化速率

　　食物份量越大，腸道就需要越多時間來消化，雖然這兩個因素並非完全成正比。因此，一日四餐是建議的最低飲食頻率。進行低熱量飲食的時候，一日三餐以下似乎很適合減脂，但問題是這種飲食結構會讓飲食之間的時間變長，造成食物已經完全吸收，但沒有新的營養

素進到體內，這樣會很難維持肌肉量。在飲食間隔中，如果你已經消化並利用前一餐的蛋白質，身體會開始分解肌肉組織來產生胺基酸。但是如果你把同樣的熱量分成六等份的餐點，還是會有減脂效果（因為處於低熱量狀態），但因為身體持續獲得胺基酸，肌肉就不會流失。

飲食組成也會影響消化時間，因此是飲食時機選擇的重要因素。不同來源的蛋白質和碳水化合物的消化和吸收速率不同。舉例來說，乳清蛋白如果少量攝取並且不吃其他東西，在一個小時之內就能消化吸收；而蛋白質含量相同的雞胸肉可能需要二至四小時才能吸收，酪蛋白甚至需要七小時以上才能完全吸收。碳水化合物也是一樣，葡萄糖粉（純葡萄糖）只需要幾分鐘就能吸收，全穀物麵包需要幾個小時，而有些水果則需要更長時間。

脂肪會減緩其他營養素的消化，以及運送到肌肉的速率。如果一餐中的脂肪很多但蛋白質很少，蛋白質運送到肌肉的過程就會變慢。高脂肪飲食最好要搭配額外的蛋白質，讓每小時的胺基酸利用率在更長的消化吸收時間下仍然足夠。

你可以根據生活排程來選擇營養素來源。如果一日吃四餐，主要的食物來源應選擇消化速度適中或較慢的蛋白質和碳水化合物，才能在飲食間隔中將營養素穩定釋放到血液中（見圖 4.2）。脂肪會延緩所有營養素的消化，所以可以抵銷這些差異；但執行低脂飲食的人應該更注意飲食組成。

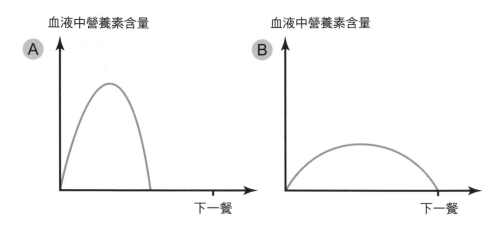

圖 4.2 表 A 顯示飲食的吸收時間，飲食由快速消化的碳水化合物和下一餐前就消化吸收的蛋白質組成，屬於不適當的飲食時機策略。表 B 是另一餐的吸收時間，巨量營養素內容和 A 一樣，但是由消化較慢的碳水化合物和能在整個飲食間隔提供營養素的蛋白質組成，屬於較佳的飲食時機策略。

發揮合成反應和抗分解效用的蛋白質

　　身體不斷分解和重組體內結構性和功能性蛋白質時，攝取蛋白質可以維持身體恆定狀態。這個反應過程中所需的蛋白質可以透過飲食取得，如果飲食內的蛋白質不夠，則可以透過肌肉組織取得。通常在高熱量狀態下，足夠的蛋白質攝取會讓肌肉生長；在等熱量或低熱量狀態下，足夠的蛋白質攝取可避免肌肉流失。

　　有趣的是，人體在一定時間內，只能利用有限的蛋白質來建造或維持肌肉。文獻指出，一日攝取間隔大致相同的四餐，每餐含有一日蛋白質需求的四分之一，就能以適當的速率提供足夠的蛋白質。因此，

體重 90 公斤且一日大約需要 200 公克蛋白質的運動員，每餐蛋白質
不應超過 50 公克，才能達到最佳的蛋白質利用效率，每餐中攝取額
外的蛋白質只會被當成能量燃燒掉。雖然攝取額外蛋白質沒有直接的
壞處，不過如果正在進行有熱量限制的減脂飲食，一餐攝取超過一日
蛋白質的四分之一，代表之後幾餐的蛋白質就會不夠。很多人常常誤
解這點，認為每餐只要攝取超過一個閾值，蛋白質就完全不會消化或
利用；實際上蛋白質上限只與骨骼肌蛋白質合成有關。如果你在一餐
中就攝取整天所需的蛋白質，蛋白質還是會消化並協助各種身體功能
運行，但大約只有四分之一會拿來讓骨骼肌生長或維持。

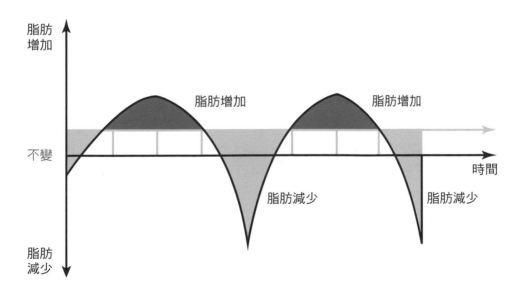

圖 4.3 這是一張理論性質的圖表，指出飲食本身會造成某種程度的脂肪增加（深
色區域），而飲食間隔會造成某種程度的脂肪減少（淺色區域），所以如
果是等熱量飲食，淨脂肪量就不會增加。

　　有確切理由指出，各餐之間的蛋白質若分配不均勻，飲食效果將不盡理想。目前研究尚未指出具體數字，但每餐大約要攝取每日蛋白質所需的八分之一以上，才是維持肌肉的安全下限。如果每日建議的蛋白質攝取量是 200 公克，則每餐少於 25 公克就不夠，而高於 50 公克則會使其他餐的蛋白質不夠。因此，我們建議每餐攝取每日蛋白質建議量的八分之一至四分之一（見圖 4.4）。這裡有些彈性的空間：如果你一餐少吃一些蛋白質，另一餐多吃一些，會發生某種程度的補償效應，不過空間相對不大；如果有幾餐的蛋白質攝取太多，或攝取少量蛋白質後長時間沒有進食，就會有肌肉流失的風險。

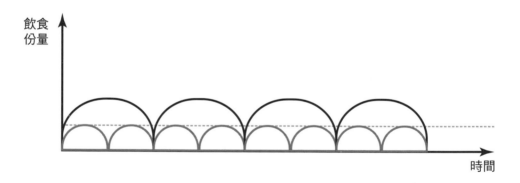

圖 4.4　八份小餐（圖中虛線下方較小的波浪）讓血液中的營養素一開始上升較快，也下降較快；四份大餐（圖中虛線上方較大的波浪）則讓血液中的營養素升降較慢。圖中橫的虛線表示血液中平均營養素含量。

　　進行低熱量飲食的時候，很多吸收的蛋白質都會燃燒做為能量，只有一小部份用於肌肉相關功能上，這時候尤其需要在飲食間隔中適時補充足夠的蛋白質。實際上，進行高熱量飲食都會有能量盈餘，所以蛋白質需求（每天每公斤體重低至 1.5 公克）會低於低熱量飲食（每天每公斤體重高達 2.7 公克以避免肌肉流失）。飲食時機選擇在高熱量飲食中還是相當重要，因為身體會一直需要胺基酸來支持 FSR 曲線讓肌肉生長（見圖 4.5）。

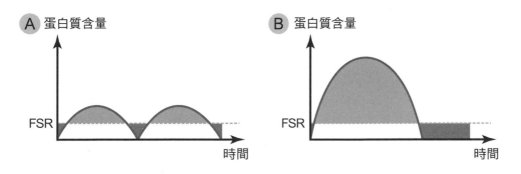

圖 4.5　蛋白質攝取曲線高於 FSR 閾值（虛線）時，血液中就有足夠的胺基酸來進行最高效率的肌肉生長；虛線下方的陰影區域則是胺基酸不夠的時候。
表 A 表示以較高頻率攝取較少量的蛋白質，在多數時間都能提供胺基酸以達到最大的 FSR；表 B 表示一次攝取大量的蛋白質，接下來很長一段時間沒有攝取蛋白質。由於 FSR 有限，即使 A 和 B 的蛋白質總攝取量相同，B（一餐中大量攝取蛋白質）促進肌肉生長的效果較差。

　　雖然可能不太有意義，但我們還是可以檢視每小時的蛋白質需求。肌肉生長的實際過程是由肌肉組織的 FSR 來衡量。重量訓練結束後，肌肉合成速率會立刻上升，並持續二十四小時。FSR 達到最高點

後，要經過幾天的時間才會回到基線。因此，真正的「訓練後合成窗口」是訓練後的一到三天。多數人一週都會訓練數次，所以會一直需要胺基酸來支持 FSR，因為下一次的訓練都會在 FSR 回到基線之前再次把它推高（見圖 4.6），這代表身體每小時都需要一定數量的蛋白質，不管我們在一日中的什麼時候訓練、睡覺等等。我們可以將每天的蛋白質劑量分成二十四等分來得知每小時的蛋白質需求，雖然這種做法比較適合理論研究，而非實際飲食計畫。

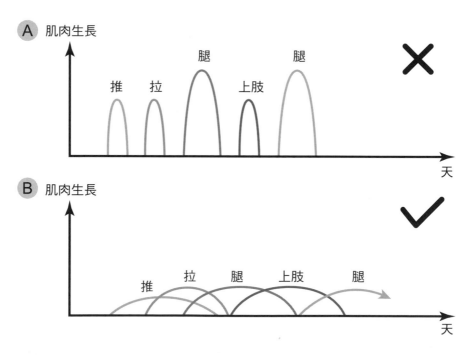

圖 4.6　表 A 是重量訓練後不正確的 FSR 曲線；表 B 是重量訓練後準確的 FSR 曲線。FSR 會緩慢上升數小時，維持數天後才降下來。

　　舉例來說，體重 110 公斤的運動員每小時需要 10 公克的蛋白質（240 公克除以一天二十四小時）。如果這名運動員想要吃兩餐，兩餐間隔三小時，第一餐就必須攝取大約 30 公克的蛋白質，才能在三小時的間隔滿足胺基酸需求。如果兩餐間隔五小時，第一餐就必須攝取大約 50 公克的蛋白質。如果我們把睡眠納入考量，就會出現問題。如果這名 110 公斤的運動員清醒時間是十六小時，並根據每小時需求來攝取蛋白質，他在清醒的時間只會攝取 160 公克的蛋白質，代表睡前必須攝取 80 公克，超過一日蛋白質需求的四分之一。如果一餐攝取那麼多蛋白質，會超過身體能夠用於肌肉生長的分量。實際上，每天四到八餐、每餐攝取每日蛋白質需求的四分之一到八分之一，是一個相當精準且更實際的做法。以小時為單位的計算方法，可能比較適合二十四小時輪班的人，或是排程特殊、長時間無法睡覺的人。

　　平均分配蛋白質的攝取足以達到抗分解。合成反應的情況比較複雜一些，不過文獻針對這點還沒有共識。從分子研究的角度來看，白胺酸（多數膳食蛋白質中的胺基酸）似乎在肌肉生長扮演調控和啟動的關鍵角色。如果飲食中的白胺酸含量低於某個數值，肌肉可能就只會進行抗分解。這個合成反應的假設閾值稱為「白胺酸閾值」或「合成閾值」。也就是說，就算總餐數比較少（少於六餐），每餐攝取較多的蛋白質，對肌肉生長的效果可能更好。目前還沒有長期的人體實驗證實這個閾值的影響，不過分子層面上的證據相當清楚。保守起見，在嘗試增肌的時候，每餐不要少於每日蛋白質需求的六分之一（見圖 4.7）。

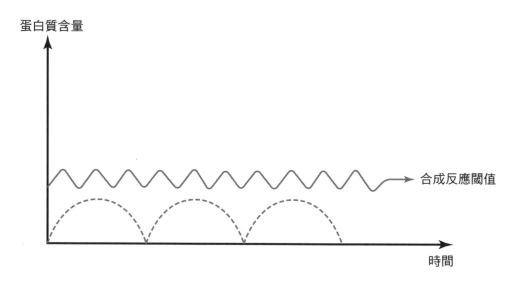

圖 4.7 　下面的曲線表示少量蛋白質攝取後的可用胺基酸，無法達到合成反應閾值（上面的曲線）。

碳水化合物的攝取

　　碳水化合物可以立即用最快速度提供能量需求，合成肝糖（一旦超過立即能量需求和肝糖合成速率，剩下的碳水化合物就會轉換成脂肪組織）。實驗室中進行的研究指出，肝糖合成速率可達到大約每小時每公斤體重 1.8 公克，但這個速率在實驗室以外不太可能出現。研究指出，超過每小時每公斤體重 0.9 公克的攝取量就會超過腸道吸收速率。實際上，人體肝糖補充速率的上限是每小時每公斤體重 0.7 公克。也就是說，一個 68 公斤的人每小時不應該攝取超過 50 克的碳水

化合物，就算在進行最辛苦的訓練也一樣。如果這個人每四小時吃一餐，每餐 200 公克的碳水化合物應該就是上限。這個數字本身不是特別有意義，因為多數人每餐根本不需要、也不會攝取那麼多碳水化合物，但從極端的時機分配來看，這個數字就有參考價值。舉例來說，有些間歇性斷食的人會把一天所有的碳水化合物都集中在一餐吃掉。

如果你的體重是 68 公斤，每天碳水化合物的攝取量是 500 公克，而且一日只吃一餐，那麼就必須考量最大肝糖合成速率，因為在這個情況下，500 公克中有 300 公克將會轉成脂肪儲存於體內。

碳水化合物抗分解的效果非常明顯，所以建議每餐都攝取碳水化合物以避免肌肉流失（見圖 4.8），尤其是執行低熱量飲食的時候；如果餐點分量較少，且只有蛋白質，多數蛋白質會燃燒做為能量，最後能用來維持肌肉的就所剩無幾。碳水化合物能夠避免身體燃燒蛋白質，而且如果與蛋白質一起吸收，身體其實會優先使用碳水化合物做為能量。

不過，攝取更多碳水化合物對於抗分解的效果並非線性，而且攝取每小時每公斤體重超過 0.2 公克可能就會沒那麼有效。也就是說，這位體重 68 公斤的運動員如果每四小時就吃一餐，每餐只需 15 公克以內的碳水化合物，就能達到抗分解的效果。與蛋白質攝取不同的是，一餐中碳水化合物攝取量較少，會讓肌肉對於下一餐攝取的更多碳水化合物較敏感；因此一餐少吃碳水化合物，可以在下一餐多吃一些補回來。因此，碳水化合物最大建議攝取量的範圍是每小時每公斤體重0.2 至 0.4 公克，也就是每天每公斤體重大約 5 至 10 公克。多數人就算執行非常嚴格的訓練，最多也只會需要攝取這麼多的碳水化合物；

至於一般程度訓練日和非訓練日的每日建議攝取量，則又會低很多。

碳水化合物攝取的最佳安排方式，將會在第十章深入討論。

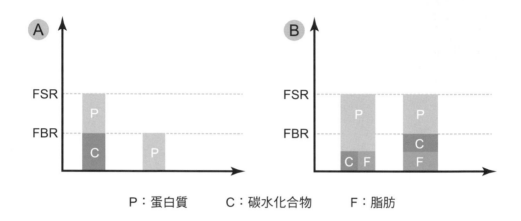

P：蛋白質　　　C：碳水化合物　　　F：脂肪

圖 4.8　表 A：一餐中蛋白質只攝取到需要的量可以避免分解代謝（已達閾值，足以避免 FBR，也就是肌肉分解速率），但不會有多餘的蛋白質來支持合成代謝（已達閾值，足以支持 FSR，也就是肌肉合成速率）。這時候在飲食中增加碳水化合物，就會有足夠的蛋白質和總熱量，以達到 FSR 閾值。
表 B：攝取後可達到 FSR 閾值的各種巨量營養素比例。

根據活動量安排飲食時機

根據身體活動安排飲食時機是營養時機的一個重要要素，這時候碳水化合物也扮演非常重要的角色。取決於最近、現在和即將到來的身體活動，你的身體會有不同的營養需求。以下列出六種常見的時間點，每個時間點都有獨特的營養需求：

1. 訓練前窗口
2. 訓練中窗口
3. 訓練後窗口
4. 高活動無訓練時期
5. 低活動時期
6. 睡眠時間

訓練前窗口

　　訓練前窗口指的是訓練開始前半小時至四小時的時間。這段窗口需要攝取碳水化合物來補滿肝糖儲存和調控血糖濃度，以準備訓練所需的大量能量。肌肉中充滿肝糖的狀態有兩個有趣的益處：其中較為人所知的好處是提供高強度肌肉活動所需的能量；而較不為人知的好處是這個狀態可以直接提供訊號，讓肌肉的合成反應更顯著，促進肌肉的維持或生長（取決於熱量攝取）。

　　訓練前窗口的注意事項包括限制飲食份量，以及在接近訓練的時候避免攝取吸收速度較慢的食物。在激烈活動的時候，多數的血液會從腸道移動到工作肌群、心臟、肺部等地方來循環。如果沒有血液來將營養素帶離腸道，腸道中未消化的食物可能造成不適、噁心，甚至嘔吐。如果因為吃太飽而無法有好的表現，訓練就會受到影響，訓練前飲食也就失去意義。同樣地，整個早上斷食造成訓練能量不足，也會造成同樣有害的影響。

　　訓練前飲食的份量和食物的消化時間，應該根據飲食和訓練的間

隔時間來安排。如果飲食是在訓練前三至四小時，可以考慮份量較大、消化較慢的飲食；如果是在訓練前半小時左右，就必須攝取相當少量且容易消化的蛋白質和碳水化合物（儘量不含脂肪和纖維）。由於快速吸收碳水化合物和訓練中快速使用碳水化合物會造成血糖濃度突然改變，因此如果飲食和訓練間隔較短，訓練時可攝取一些碳水化合物，以避免這個狀況產生。維持血糖的穩定，有助達到最佳的運動表現。

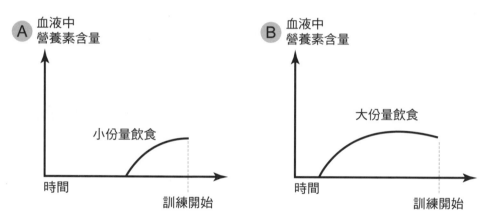

圖 4.9　　表 A：較接近訓練時間的飲食份量可以比較小，還是會有足夠的營養素來支持訓練。表 B：如果時間較早，飲食份量就應該大一些，讓訓練開始時還有足夠的營養。

訓練中窗口

　　大多數的訓練幾乎完全倚賴體內儲存的肝糖和訓練前營養，特別是一小時以內的訓練。如果訓練時間較長（超過一小時），訓練中營養就比較重要了，可以攝取快速消化的碳水化合物和少量快速消化的

蛋白質來支持工作肌群，同時也會有抗分解的效果。此外，快速消化的碳水化合物也能在訓練期間維持血糖濃度，既能抗分解也能提升運動表現。訓練中營養的上限建議大約是每小時攝取每日蛋白質所需的5% 到 10%，並根據運動強度，可能攝取到碳水化合物的上限。這樣的蛋白質攝取量適合多數人，但是除了耐力自行車等超高訓練量項目以外，碳水化合物的攝取量都應該少一些。

訓練後窗口

訓練會產生一段時間的分解性荷爾蒙和細胞內狀況，除非攝取營養素讓身體進入合成狀態。剛訓練完的肌肉對於碳水化合物的攝取也非常敏感，並已經準備好補充肝糖。這個效果會在訓練後三至六小時開始逐漸下降。因此，訓練後六小時以內攝取的碳水化合物，會有最佳的合成效果。這時候肌肉從碳水化合物吸收的能量多數會以肝糖的形式儲存，轉換成脂肪的能量則相當少，可謂一箭雙鵰。研究也發現，訓練後脂肪細胞對營養素較不敏感，也讓上述的訓練後營養攝取好處更為顯著。研究顯示，對一名體重 68 公斤的人而言，運動後每小時攝取 30 至 60 公克的碳水化合物，可以達到顯著的肌肉肝糖再合成效果。每小時攝取 84 公克會達到最大的再合成效果，但多數人都不太可能需要這樣的攝取量。

如果你一日會訓練兩次以上，訓練後窗口的肝糖補充就必須做好，才能在整天的訓練都維持一定的肝糖含量。

除了維持每小時足夠的蛋白質攝取之外，蛋白質在訓練後窗口並

不是特別重要。訓練後第一餐的脂肪攝取量則應該儘量降低，因為脂肪會延緩碳水化合物的吸收（見圖4.10）。訓練後應該盡快飲食，只要運動員不會覺得不舒服。訓練後主要攝取快速消化的蛋白質和碳水化合物，可以讓碳水化合物儲存為肝糖以及合成反應達到最佳效率，並降低腸胃不適的風險。

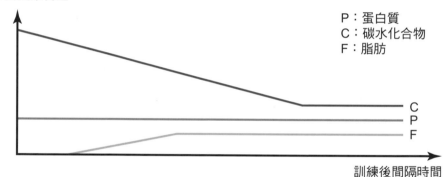

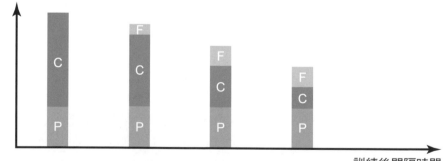

圖 4.10　訓練後窗口的巨量營養素建議變化。
　A：訓練結束一小時後，碳水化合物需求減少，同時可以攝取更多脂肪。蛋白質需求則相對沒有變化，因為 FSR 曲線傾向維持穩定。B：各柱狀圖顯示訓練後不同時間的最佳巨量營養素比例。

高活動無訓練時期

高活動無訓練時期的例子包括休閒健行、整天帶著孩子逛街，以及建築工人或職業舞者等高強度體力型工作。這些活動所需的能量，都大於整天坐在桌子前或在沙發上放鬆。碳水化合物攝取應高於低活動時期，才能應對較快速的能量消耗。

低活動時期

靜態生活除了穩定的蛋白質攝取之外，不太需要任何特殊的營養。因為這種時候的立即能量需求很低，抵銷蛋白質燃燒所需的碳水化合物和脂肪也比較低。

睡眠時間

睡眠時間飲食的限制和低活動時期前差不多，但還是有些特殊考量。理想上，睡前飲食的時間就應該在睡前，才能在夜間達到最大的胺基酸滴定（amino acid titration）。但是，飲食時間太接近睡眠時間，可能造成腸胃不適或干擾睡眠品質。同樣地，脂肪會延緩蛋白質吸收，讓我們得以在夜晚將體內的合成反應與抗分解環境延長的更久；不過也有研究指出，睡前攝取太多脂肪也可能干擾睡眠品質。因此，雖然飲食時間接近睡眠以及增加脂肪攝取會帶來好處，有些人可能需要實驗最適合自己的睡眠時間、飲食時機和脂肪含量，找出飲食和睡眠品質之間最有利的平衡。

有人認為在半夜醒來飲食，能讓肌肉流失的風險降到最低，但是睡眠品質不佳會影響恢復和肌肉生長，很可能讓此方法完全失去意義。也有證據指出，需要一段時間完全沒吸收營養素，才能有最理想的腸道健康。睡眠時間沒有營養素攝取，可能讓身體對營養素更敏感，但不代表我們斷食的時間要比睡眠的時間更長。

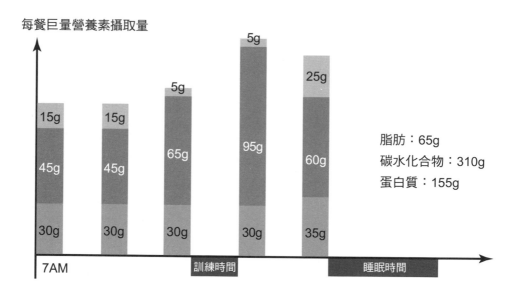

每餐巨量營養素攝取量

脂肪：65g
碳水化合物：310g
蛋白質：155g

7AM　　　　訓練時間　　　　睡眠時間

圖 4.11　　體重 70 公斤的運動員在訓練日的飲食範例。將巨量營養素分配在一日五餐中，每餐的蛋白質攝取量都維持穩定，碳水化合物攝取量在接近訓練的時候提高，脂肪則在接近訓練時降低。

實務建議

　　每天建議的飲食次數大約是四至八次，而飲食間隔大約是三至六小時；而訓練前後飲食時間也有彈性空間，建議訓練前半小時至四小時要吃東西，訓練後大約一小時之內要吃東西；一餐稍微少吃的話，可以在下一餐稍微多吃來彌補。也就是說，沒必要過度堅持理想的飲食時機要素。過於生硬的飲食計畫可能干擾飲食依從，也會讓生活很有壓力。執行營養時機以增進飲食效果的時候，建議善用飲食的各種彈性和選項，不要過分執著於營養時機原則。第十章將詳細介紹實際應用細節，幫助你進一步應用營養時機原則來設計飲食計畫。

重點整理

> 營養時機指的是如何根據一日中的時間來分配熱量和巨量營養素。

> 營養時機的要素包括飲食數量、飲食間隔、飲食份量、巨量營養素內容、飲食組成，以及活動前後的飲食時機。

> 調控營養時機的效果可能不如調控熱量或巨量營養素，但對於改善身體組成和表現還是可以提供有形且實際的好處。

> 每日蛋白質攝取應分成四至八餐，每餐包含一日蛋白質攝取量的四分之一至八分之一。

> 飲食後的間隔時間越長，份量就要越大，且消化速度就要越慢；但也應該避免過大或過小的飲食份量。

> 每日碳水化合物攝取應接近活動時間，在訓練前、訓練中、訓練後

的時候要攝取最大量的碳水化合物。

> 每日脂肪攝取應遠離活動時間，並儘量在長時間沒有規律飲食的時候攝取脂肪，例如睡眠或工作的時候。

> 睡前飲食應該以消化速度較慢的蛋白質為主。

> 不建議犧牲熱量、巨量營養素或睡眠品質來達到極端的營養時機，畢竟這些因素對於體態和表現的影響都比營養時機更明顯。

5

食物組成

FOOD COMPOSITION

食物組成指的是食物的特質，說明了哪些營養素會伴隨巨量營養素為身體吸收，以及食物如何在體內消化及利用。食物組成的測量標準包括消化性、消化時間，以及維生素、礦物質、植化素、纖維素等成分。在整體飲食規劃中，食物組成的優先順序較低，對於身體組成和表現的影響大概只有 5%。然而食物組成對健康相當重要，所以即使對立即的健身效果沒有太大影響，但長期下來還是一項值得注意的原則。

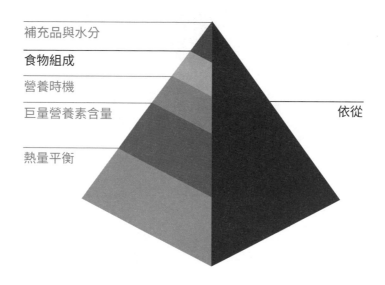

補充品與水分
食物組成
營養時機
巨量營養素含量
熱量平衡
依從

蛋白質組成

蛋白質來源會因為三種主要食物組成面向有很大差異：消化性、蛋白質品質，以及微量營養素含量這個較不顯著的要素。

蛋白質來源消化性

蛋白質來源可由消化性來分類，消化性指的是攝取的蛋白質中有多少可為身體吸收和利用。動物性蛋白質通常具有最佳的消化性，乳製品、蛋以及乳清分離蛋白粉通常是最容易完全消化的蛋白質來源；肉類和豆類製品則緊跟其後。

一般而言，植物性蛋白質的吸收效率比動物性蛋白質低很多，部分原因是纖維素，這是植物細胞壁的成分，人類腸道無法分解。因此，加工的植物性蛋白質來源可能比未加工的天然食物選擇更健康，因為植物性蛋白質的加工可以分解纖維素，讓人體更能夠利用其中的胺基酸成分。真菌蛋白和營養酵母則是例外，因為真菌和酵母都沒有纖維素，因此更容易消化和吸收。

蛋白質來源品質

蛋白質的來源也可根據胺基酸的種類和比例來分類。包含所有必需胺基酸的食物來源稱為「完全蛋白質」。有時候會需要兩種以上的蛋白質來源，才能適當攝取所有的必需胺基酸，尤其是素食飲食。共同包含所有必需胺基酸的多種蛋白質來源，稱為「互補蛋白質」。所有動物性蛋白質都是完全蛋白質，多數植物性蛋白質則不是。只要每天都平均且適當攝取必需胺基酸，每餐都攝取完全蛋白質對健康的影響不一定很大。不過如果要改善身體組成和表現，建議每餐都要足量攝取所有的必需胺基酸，才能達到最好的肌肉生長或維持效果。

蛋白質消化率校正胺基酸評分（PDCAAS）是評估蛋白質來源品質的黃金指標，考量必需胺基酸成分以及蛋白質的消化性。1 分是最高分，代表該蛋白質來源包含所有必需胺基酸，而且人體可以完全消化，也就是人體攝取該蛋白質來源後，所有的胺基酸都能為人體吸收。PDCAAS 最低是 0 分，代表蛋白質品質最差，這種蛋白質無法提供可用的必需胺基酸。表 5.1 列出一些蛋白質來源以及它們的 PDCAAS。

蛋白質消化率校正胺基酸評分（PDCAAS）	
奶類蛋白質（酪蛋白、乳清蛋白）	1.00
蛋類蛋白質	1.00
大豆分離蛋白質	0.99
真菌蛋白（來自真菌的植物蛋白）	0.99
牛肉	0.92
鷹嘴豆	0.78
黑豆	0.75
花生	0.52
米飯	0.50
全麥	0.42
麵筋	0.25

表 5.1 蛋白質來源及 PDCAAS 範例清單。

蛋白質來源微量營養素密度

　　維生素、礦物質和纖維素稱為微量營養素，因為同樣是身體所需的營養素，但是對於改善身體組成、表現和健康而言，需求量比起巨量營養素（通常以公克計算）少很多（通常以毫克）計算。植化素是植物中具生物活性的化合物，雖然對健康或表現並非必要，但證據顯示有些種類的植化素可能有些許幫助。除了提供高品質蛋白質以外，

動物性蛋白質的維生素和礦物質也較為豐富，而植物性蛋白質的含量通常相當少甚至完全缺乏，例如一些維生素 B 群（特別是 B12）和鐵。不過，雖然植物性蛋白質來源通常品質較低且較難消化，但它們的纖維素和植化素較高，且較不健康的脂肪含量較低。

碳水化合物組成

碳水化合物來源的品質有兩個決定性因素：消化時間和營養密度。

碳水化合物來源消化時間與升糖指數

升糖指數（GI）顯示碳水化合物來源的消化以及吸收進入血液的速度。升糖指數可以在實驗室測得，方法是先讓受試者攝取特定碳水化合物來源，數小時後再測量受試者血糖濃度，數值會在最低的 0 到最高的 100 之間。快速消化的碳水化合物來源會造成血糖快速飆升，升糖指數較高；緩慢消化的碳水化合物則讓血糖更緩慢且持久上升，升糖指數較低。表 5.2 列出一些食物的升糖指數。

升糖指數（GI）	
純葡萄糖粉	100
開特力運動飲料	90
一般馬鈴薯（所有烹調方法的平均數值）	85
可可球玉米脆片	75
白貝果	70
白米飯	65
番薯	60
藜麥	55
燕麥	55
全麥麵包	50
糙米	50
全麥麥片	45
義大利麵（煮越久升糖指數越高）	30-50
柳丁、桃子、梨子、蘋果、胡蘿蔔	40
腰豆	35
脫脂牛奶與低脂優格	30
葡萄柚	25
大豆、鷹嘴豆	15
鷹嘴豆泥	5
純不可溶性纖維	0

表 5.2　碳水化合物來源及升糖指數範例清單。

加工碳水化合物來源的升糖指數通常比天然食物較高，因為加工的過程會分解食物，讓食物更快且更容易吸收。另一方面，脂肪、蛋白質、纖維素由於會讓消化變慢，升糖指數較低。因此，鷹嘴豆泥（加上脂肪的鷹嘴豆加工版本）的升糖指數比鷹嘴豆本身還低。同樣值得注意的是，與特定碳水化合物一起食用的其他食物來源，也會讓消化變慢，因而改變升糖指數。升糖指數會在一些層面影響身體組成和表現的營養建議，詳細說明如下。

⊕ 訓練前飲食

訓練前或比賽前應攝取消化快速的食物，以避免腸胃不適，並及時補充肌肉肝糖來提供活動能量。此外，良好的訓練前或比賽前飲食，應在整個活動中讓血糖保持穩定。訓練前適合的碳水化合物來源種類取決於飲食時間。距離訓練時間越久，飲食的升糖指數應該越低。訓練前或比賽前三十分鐘很適合攝取含糖運動飲料，因為運動飲料的升糖指數相當高，又不含脂肪或纖維素，而且持續穩定的液體可讓身體快速吸收。如果飲食的時間比三十分鐘早很多，火雞肉三明治或全麥麵包等消化較慢的天然食物是更好的選擇。訓練前飲食必須有足夠的碳水化合物，除了提供訓練所需的碳水化合物之外，也能維持身體基本功能。距離訓練時間越久，飲食含有的碳水化合物總量就要越高，才能在訓練前這幾個小時內維持基本身體功能，同時提供能量給訓練本身。

⊕ 訓練中飲食

訓練中飲食必須能夠在訓練時提供立即可用的能量。升糖指數較低的碳水化合物來源較容易造成腸胃不適，並且會讓更多血液集中在消化道而非工作肌群，因此應該完全避免。快速消化的液體比固體食物更容易在訓練時吸收，所以訓練中飲食的最佳建議是高升糖指數的液體，例如含糖運動飲料。

⊕ 訓練後飲食

訓練後的幾小時以內，身體將攝取的碳水化合物重新合成為肝糖的效率特別高。這點不僅對單次訓練很重要，對一日多次訓練的影響更顯著，因為肝糖重新合成對於之後的運動表現而言，是一個速率控制步驟（rate-limiting step）。因此，訓練後的飲食應儘量攝取高升糖指數的碳水化合物，並限制纖維素和脂肪的攝取量。乳清蛋白加麥片或是零脂牛奶都是很好的選擇。訓練帶來的刺激，讓身體更能利用碳水化合物在短時間內重新儲存肝糖。這時候就不太需要考量脂肪儲存，畢竟你又不是在沙發上耍廢一整天還狂吃垃圾食物。訓練後經過越長時間，肌肉對碳水化合物會越來越不敏感，而且先前攝取的飲食已經完成大部分肝糖補充的工作，這時候肝糖補充速率已不再是立即考量。因此，訓練後時間過得越久，食物來源的升糖指數應該越低、纖維素和脂肪的含量應該越高。

⊕ 飲食間隔考量

吃升糖指數較低的食物，以及含有纖維素、蛋白質、脂肪的食物

來源，可以延緩消化速度，也更能夠在較長的飲食間隔提供能量。如果你的飲食之間有五小時的間隔而且需要專心工作，可以攝取雞肉、蔬菜、全麥麵包、堅果奶油來提供下一次飲食前所需的能量；但如果只攝取長條軟糖和乳清蛋白，可能會讓你幾小時後就血糖過低。為了延緩消化速度而調整飲食組成，就像創造一個穩定能量輸出系統一樣，在針對不同間隔設計飲食計畫時必須納入考量。

⊕ 升糖指數與實際飲食狀況

很多人都說高升糖指數的食物會造成胰島素分泌過量，會讓你變胖。這句話確實有點道理，但並非完全正確，而且也不一定會導致不必要的脂肪增加。有些低升糖指數的食物也會造成胰島素大量分泌，脫脂牛奶和低脂優格產品就是很好的例子。雖然這些食物會造成胰島素大量分泌，但這些飲食的攝取量和肥胖呈現負相關，也就是攝取低脂乳製品的人比較不容易肥胖。胡蘿蔔也是一個相關的例子：胡蘿蔔的升糖指數相對較高，但胡蘿蔔攝取通常也和肥胖無關。高升糖指數的食物確實會讓人想要吃得更多，但食物的飽足感對食慾的影響其實更大，與升糖指數較無關。一般馬鈴薯的升糖指數非常高，但也非常容易有飽足感，所以通常不會讓讓食慾增加太多。升糖指數本身並非衡量食物健康與否的指標，每餐的碳水化合物通常也會搭配其他食物，這種混合各種營養素的飲食很難估計升糖指數，而且任何混合飲食的升糖指數都會比食材本身更低。本書作者之一麥克・伊斯拉特，他中學時的體育老師曾經禁止學生在運動比賽前吃糖果棒，因為糖分會在比賽過程中「很快就燒掉並讓表現變差」。實際上，士力架或

其他巧克力糖果棒的升糖指數大約是 50 左右，和全穀物差不多。玉米糖漿的果糖含量很高，消化速度非常慢，且高脂肪含量也讓升糖指數降低更多。現實生活中的飲食加入蛋白質、脂肪和纖維素以後，升糖指數在飲食中所扮演的角色，就遠遠不如巨量營養素、熱量和實際消化時間。話又說回來，在單獨攝取且沒有其他食物來減緩消化速度的情況下，高升糖指數的碳水化合物在訓練中和訓練後飲食都非常有用，可以促進健康和健身的效果。

碳水化合物來源微量營養素密度

除了影響消化時間的因素以外，碳水化合物來源裡的微量營養素密度也決定了食物組成品質。不同碳水化合物來源之間的微量營養素和植化素有很大差別，例如葡萄糖粉可以提供人體所需的所有碳水化合物，但是不含任何維生素、礦物質、植化素或纖維素。長期低碳的極端飲食（例如生酮飲食）可能增加營養素不足的風險。從各種蔬果、全穀物和營養密度較低的各種來源攝取碳水化合物，可以滿足你所有碳水化合物需求，並在不缺乏任何營養素的情況下攝取消化速度適中的碳水化合物。

脂肪組成

脂肪來源的品質由脂肪種類決定，以下四種膳食脂肪的主要種類，對於身體組成、表現以及一般長期健康都有不同的影響。

⊕ 單元不飽和脂肪酸

單元不飽和脂肪酸的來源是植物，例如橄欖油、芥花油、酪梨和各種堅果。這種脂肪酸不僅最能促進健康，某種程度上也能帶來更精實、壯碩的體格。注重健康、表現或身體組成的飲食中，脂肪的主要來源都應該是單元不飽和脂肪酸。

⊕ 多元不飽和脂肪酸

多元不飽和脂肪酸的來源是某些蔬菜油，例如芥花油、紅花子油、核桃、許多脂肪種子，以及高脂肪魚類和草飼動物等動物來源。多元不飽和脂肪酸中，最重要的是 Omega-6 和 Omega-3 這兩種必需脂肪酸。現代多數人飲食中都有足夠 Omega-6 的攝取量，但 Omega-3 則常常不夠，所以訓練程度較高的人必須補充 Omega-3 脂肪酸，或是針對這些脂肪酸來調整飲食。多元不飽和脂肪酸含量相對較高的飲食，可以促進運動表現，並對一般健康相對無害。

⊕ 飽和脂肪

飽和脂肪的主要來源是動物製品，例如乳製品、蛋、肉以及椰子油。幾十年來，人們針對飽和脂肪攝取一直有不同意見。一九七〇年代建議在馬拉松比賽前攝取牛排和蛋，到了一九八〇和一九九〇年代，飽和脂肪遭受妖魔化，千禧時代又過份強調透過培根與鮮奶油為基礎的低碳飲食來攝取飽和脂肪。今天如果我們綜觀飽和脂肪和健康相關的資料，會發現太多的飽和脂肪可能對健康有害。不過對於想改

善體態和運動表現的人而言，飽和脂肪可能可以提升合成型荷爾蒙濃度。改善體型相關的飽和脂肪攝取建議還需要更多研究，不過目前已知飽和脂肪對健康會有負面影響，因此建議限制攝取量。

⊕ 反式脂肪

反式脂肪屬於不飽和脂肪酸，如同第三章所提，反式或順式指的是脂肪分子的功能團組構形，而不同構形的生物化學特質也不同。反式脂肪在自然界相當罕見，數量也不多，主要由於人為加工製造而產生，而加工的目的是讓食物的生產和分配有更顯著的優勢。改變脂肪的分子結構，有時候會讓室溫下呈現固態的脂肪以液態呈現，更適合做為食用油，並用於烘焙或油炸等，讓食物得以儲存於室溫中而不容易壞掉。

此外，反式脂肪具有獨特的化學特性，較不易腐壞或產生細菌，因此對消費者更安全，也延長了食品的保存期限，讓食物可以運送到更遠的距離且儲存更久，在緊急救援、冷藏設備不足及食物較不易取得的狀況下相當重要。

雖然反式脂肪對於保存食物和減少食品傳播疾病相當有幫助，但它們也有很明顯的缺點。多數研究顯示，大量攝取反式脂肪會對健康造成負面影響，例如提高心血管疾病或其他系統性疾病的機率。一項靈長類動物研究指出，反式脂肪含量高的飲食可能也會降低肌肉量並提升脂肪，因此可能造成身體組成的改變。因此不管是為了健康或是健身效果，都應盡可能避免攝取反式脂肪。話雖如此，偶爾攝取這種不健康的飲食，不至於有太嚴重的影響。

脂肪來源微量營養素密度

　　許多脂肪來源都不含其他營養素，所以微量營養素密度對於脂肪組成特質的重要性，不如其他巨量營養素。脂肪雖然是運送脂溶性維生素的唯一途徑，但多數情況下，我們可以從其他食物來源攝取到這些維生素，而且脂肪攝取時間要和這些維生素相近，才能發揮運送功能。不同種類脂肪的消化和儲存方式，就是脂肪組成的最關鍵差異。

　　我們在表 5.3 分析脂肪種類的資訊，列出各種脂肪每日概略攝取建議比例。不過這些數字都是估計值，並非每日都要達到的精確數字。一般而言，建議每日脂肪攝取以單元不飽和脂肪酸為主，攝取足夠的Omega-3，適量攝取飽和脂肪，並儘量避免反式脂肪。

脂肪攝取建議	
脂肪種類	佔每日脂肪攝取的比例
單元不飽和脂肪酸	45% — 60%
多元不飽和脂肪酸	35% — 50%
飽和脂肪	5% — 20%
反式脂肪	＜ 1%

表 5.3　　四種膳食脂肪每日攝取比例的建議範圍。

微量營養素

維生素

維生素是微量營養素的一個分類，包括維生素 C、A、D、E、K，以及維生素 B 群。維生素 C 和 B 群屬於水溶性維生素，可以從多數水果、蔬菜和某些穀物中攝取；而維生素 B12 的來源則不太一樣，必須從海鮮、肉類、乳製品、蛋類攝取。維生素 A、D、E、K 屬於脂溶性維生素，可以從植物油和乳製品中攝取。多數維生素在進到血液循環以後，會轉為活性較高的形式，以調控視力、能量代謝、骨骼形成等各種身體功能。

水溶性維生素會和消化道中的水分子結合，並自由移動進入血液；脂溶性維生素則必須和消化道中的脂肪結合，才能為身體吸收並利用。長期攝取低脂飲食可能導致脂溶性維生素不足。

如果飲食均衡，通常不會有維生素缺乏的狀況，但還是有可能發生。每天攝取多份蔬果，以及足夠份量的穀物、蛋白質、乳製品和健康脂肪，可以減少維生素不足的機會。每週也可以攝取不同的食物，因為不同蔬果和穀物的維生素含量不同。如果要達到最佳的健康和健身效果，必須確保飲食中含有足夠的維生素。維生素補充品是一個不錯的選項，但你還是要妥善規劃飲食，不應長期完全依賴維生素補充品。執行低熱量飲食時，每天可以吃一次綜合維他命以確保攝取充分的維生素，但不能用這種做法取代健康的飲食選擇。

礦物質

膳食礦物質是自然生成的化學元素，而身體需要這些礦物質來維持基本功能與健康。必需礦物質包括鈣、磷、鎂以及鐵；而微量礦物質（只需要少量，太多可能會導致中毒）則包括鋅、銅、錳、碘、硒、鉬、鉻。

雖然所有必需礦物質都是維持人體健康所需，但對於身體組成和表現而言，最重要的或許是礦物質中的電解質。鈉、鉀、氯、鈣、鐵、鎂等電解質會攜帶正電荷或負電荷，透過改變細胞膜滲透性來影響細胞功能。這些電荷負責控制中樞神經系統的神經元放電，以及心肌、平滑肌、骨骼肌的收縮。電解質平衡也會影響水分和血液 pH 值——不過只有非常嚴重的電解質失衡才會干擾血液 pH 值，因為身體具有非常嚴格的調控機制。

活動時必須補充電解質和液體，尤其是會流汗的活動：高強度、長時間或溼熱環境下進行的活動。活動中和活動後補充電解質，可以幫助身體回到恆定狀態。另外，也建議在這類活動中攝取額外的電解質飲料。

休息或輕量訓練日通常只要正常飲食就能攝取足夠的電解質。多數人每天都能輕鬆攝取足夠的鈉和氯，因為這兩種礦物質是食鹽的主要組成物質，而且存在於許多食物和醬料中。

鎂也能透過許多食物來攝取，例如菠菜、豆類、貝類，以及奶類。鈣的主要來源通常是乳製品，不過杏仁、豆漿以及深綠色葉菜也有少量的鈣。鉀則可透過多數的蔬果來攝取，其中以一般馬鈴薯和香蕉裡

的鉀含量最高。鐵的飲食來源則分成兩類：血基質鐵和非血基質鐵。非血基質鐵以氧化的形式呈現，必須先還原才能為人體吸收；而血基質鐵不需要還原，所以吸收速率比非血基質鐵快很多。血基質鐵主要來自肉類、魚類、禽類；非血基質鐵則存在植物性來源，例如全麥食品和深綠色蔬菜。

很多人有鐵質攝取量不足的問題，尤其是素食者和處於生育年齡的女性（若經血較多者情況特別嚴重），而運動員的鐵質攝取量不足則會特別麻煩。長期鐵質攝取或吸收不足，會導致缺鐵性貧血，也就是血液中攜帶氧氣的健康紅血球會變少。體內的工作組織需要氧氣才能產生能量讓肌肉收縮，而缺鐵性貧血會降低血液運送氧氣的能力。貧血也會阻礙大量重量訓練和有氧運動，也會影響運動後的恢復。以下這些族群可能需要攝取鐵質補充品：少吃或不吃動物性產品的人、血基質鐵攝取不足的人，以及容易缺鐵的人。

纖維素

人體無法消化膳食纖維，但有些種類的纖維素可由人體腸道內的微生物發酵。缺乏纖維素不會造成營養不良，所以嚴格來說纖維素並非必要營養素；但是纖維素是健康飲食很重要的部分，也有許多健康、健身、飲食相關的益處。纖維素除了可能促進心臟健康和調節規律排便之外，也能增加飽足感，有助於減脂飲食的執行。

此外，纖維素會使消化變慢，可以在身體活動較少的時候，將快速消化碳水化合物的升糖指數降低，以維持血糖穩定。

植化素

顧名思義，植化素的來源是植物，雖然並非必要營養素，但有些植化素能對健康和健身產生益處。目前研究針對許多植化素的可能效果尚無定論，但已有強烈證據指出，許多植化素會降低癌症和心臟病的風險，也可以改善身體功能。雖然適合多數人的建議攝取量還不確定，每天攝取多份（一份的定義通常是一杯熟的或兩杯生的）蔬果，也許可以獲得最大好處。攝取各種蔬果，並確保飲食中包含亮色蔬果和綠葉蔬菜，就能攝取足夠的植化素，並獲得潛在的健康益處。

食物組成的長期影響

食物組成選擇對於健身結果大約只有 5% 的影響，也就是任何一種巨量營養素來源的不同選擇，只會造成 1% 至 2% 的差別。就算把糟糕的碳水化合物組成改成完美的組合長達幾個月的時間，體態和表現也不太會有明顯變化。話雖如此，這種改變對長期健康卻有很大的影響。你是否能長期追求並培養健身目標，關鍵在於你的整體健康。如果把時間拉長到整個人生，良好食物組成對於體態和表現的間接效果，將遠遠超過 5%。換句話說，你的碳水化合物來源就算是家樂氏餅乾和洋芋片，還是可能會有好身材；但如果你想讓好身材維持數十年，將碳水化合物主要來源換成蔬果和全麥食品，才是更好的選擇。

多數情況下，只要大約四分之三以上的蛋白質、碳水化合物、脂肪都來自建議來源，就能獲得食物組成的最佳益處；在這種情況下，

剩下的來源就算都是垃圾食物，對訓練和體態目標也幾乎不會有壞處，因為良好食物組成的重點就是足夠的特定營養素的攝取量。

這些營養素都達到建議攝取量以後，攝取更多就不一定會有額外益處。舉例來說，如果你的脂肪來源主要是單元不飽和脂肪酸，而且你通常都會達到必需脂肪酸的需求，就算偶爾從垃圾食物攝取飽和脂肪甚至一點點反式脂肪，對健康、表現或身體組成也不會有負面影響。垃圾食物的問題在於缺乏健康的微量營養素，所以只要你達到最低攝取標準，就算多吃一點垃圾食物，只要不過量，就不會有明顯的壞處。飲食計畫中保持一些彈性，可以降低遵守飲食原則帶來的壓力，也能促進飲食依從。

最後，檢視飲食計畫中的食物組成時，必須注意巨量營養素的攝取量是否過於極端。如果某一種巨量營養素的攝取量非常低，例如減脂飲食最後階段只攝取極少的脂肪，這時候脂肪來源的食物組成就非常重要，建議補充 Omega-3 脂肪酸，以確保至少達到必需脂肪酸的需求。如果是更極端的狀況，例如在低熱量飲食的最後幾週，脂肪攝取已降到最低，又必須減少碳水化合物才能持續減脂，也許就該用更多蔬果來取代訓練時的葡萄糖粉和白米飯，以維持健康的微量營養素攝取量，並且可能必須攝取維生素補充品。

重點整理

> 食物組成說明食物的品質，根據的標準是消化性、消化速率，以及微量營養素和纖維素成分。

> 蛋白質的品質主要取決於必需胺基酸以及消化性，另外也和微量營養素成分有關。

> 碳水化合物的品質主要取決於消化速率，也就是吸收進入血流的速度，以及微量營養素和纖維素成分。

> 脂肪的品質主要取決於脂肪種類，膳食脂肪的攝取建議依序是單元不飽和脂肪酸、多元不飽和脂肪酸、飽和脂肪；同時應儘量避免攝取反式脂肪。

> 均衡的飲食通常可以達到每日的微量營養素需求；但是在低熱量飲食時期和特定巨量營養素攝取量較低的時期，可以攝取維生素補充品來達到微量營養素的需求量。

補充品與水分

SUPPLEMENTS AND HYDRATION

飲食結果的最後 5% 來自補充品攝取和水分管理。你也許會覺得奇怪，為什麼水分的攝取對生命如此重要，卻在營養階層中排在那麼後面的位置。幸運的是，以水分補充而言，達到最佳表現與身體組成的需求，與維持健康所需的量差不多，多數人不必太過注意就能滿足這些需求。換句話說，**口渴的時候喝水**，就能讓你有足夠的水分以維持健康，也幾乎足以讓你達到最佳健身效果。飲食計畫的增肌或減脂效果，和水分補充幾乎無關（除了某些極端情況）。不當的水分補充可能會影響表現，但只有更極端的情況、長時間脫水或水分過多，才會有實質的影響。

補充品和水分對提升運動表現共同貢獻了 5%，因為補充品對健身結果的影響也相當小。許多市面上的補充品完全無效，即使是最有效

的補充品，對於表現和身體組成的效果也非常有限。妥善攝取經認證的補充品，可以讓你稍微獲得一些優勢，長期下來絕對還是會有效果（每個飲食階段就算只有不到1%的進步，十年下來還是相當可觀）。不過，補充品的影響畢竟比較小，所以還是必須先澈底執行主要飲食原則，並且在不會帶來過度壓力或降低飲食依從的情況下，再考慮攝取額外的補充品。

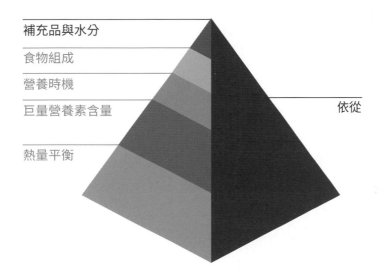

水分

身體各個部位都需要水分，如果體內液體太少稱為脫水（dehydration）、在正常範圍稱為水分正常（euhydration）、過多則稱為水分過多（hyperhydration）。許多教練和營養師都強調補充水分

是第一優先，其實沒有必要。賽前處於脫水狀態，或在炎熱環境進行辛苦訓練前沒有補充水分，確實可能對表現有負面影響。不過正常情況下，相對極端的水分補充問題才會對表現有負面影響，而影響身體組成則更不容易。如同先前所述，多數人只要口渴的時候喝水，就能維持相對水分正常。

預防脫水

如果一般人隨時都拿著水瓶，並精準計時並測量水分攝取（更別提每小時都上廁所），其實是浪費時間和精力。如果你的熱量、巨量營養素、營養時機都安排妥當，而且口渴的時候喝水，那麼仔細測量水分攝取，對於身體組成也不會有任何效果。不過，運動員或在容易流失大量水分情況下訓練的人，就需要稍微注意水分補充，因為你感覺口渴的時候就已經輕微脫水了；而如果在大熱天長時間高強度訓練或比賽中沒有喝水，口渴才喝水可能會讓脫水狀況更嚴重。在實驗室中，尿液比重測定可以準確測量脫水程度，但多數人手邊都不會有屈折度計。對於訓練時容易因為出汗而大量流失水分的人而言，以下幾點建議可以檢測你的水分補充程度，並維持水分正常：

⊕ 每日攝取熱量 ×1.5= 每日所需水分

這個原則當然也必須看情況，而且或許只有努力訓練或競賽而必須以完美方式補充水分的人需要遵守。如果你每天攝取 2,000 大卡，就代表你每天要攝取 3,000 毫升（三公升）的水分。也就是說，每 100

大卡就要攝取大約 150 毫升的水分，這個建議大致適合在等熱量飲食
進行努力訓練的人。這個建議大致適合在等熱量飲食進行努力訓練的
人。如果你在低熱量飲食進行努力訓練，或在極端炎熱的環境訓練，
就會需要更多水分，這時候使用體重和尿液顏色檢測有助於找出適當
的數字。

⊕ 觀察尿液顏色

水分正常的時候，你的尿液應呈現檸檬汁一般的淡黃色。有些情
況下的尿液顏色無法確實反映水分補充狀態，例如快速大量攝取水分
或喝酒的時候。使用尿液顏色來檢測水分補充狀態的最好方法，是考
量數小時或數日以來的平均顏色。如果你常常看到深黃色的尿液，每
天就必須多喝點水；如果尿液顏色一直呈現清晰透明，可能代表你喝
太多水了。

⊕ 追蹤體重

如果你定期追蹤體重且正處在等熱量階段，體重對於檢測水分補
充特別有用。每天體重的波動多半都來自水分平衡。如果你某天進行
特別大量的訓練，就可以在訓練前後量體重來看看流失多少水分，再
根據測量的結果來補充水分。

分辨脫水的程度

脫水程度可由水分流失帶來的體重變化百分比來分類。脫水程度

越極端，表現和健康方面的風險就越高。

以下是各種脫水程度的症狀和影響：

體重減少百分比	症狀	影響
1% 到 2%	輕微脫水	口渴、專注困難、輕微疲勞、力量和運動表現些微下降
2% 到 4%	中度脫水	專注更為困難、力量和運動表現下降更多、增加身體過熱風險、出汗量減少
5% 到 6%	嚴重脫水	抽筋、呼吸速率提高、心輸出量減少、發冷、脈搏變快、可能導致熱衰竭（虛弱、噁心、暈眩）
7% 以上	極度嚴重脫水	暈眩、肌肉抽筋、平衡感變差、昏倒、幻覺、可能導致中暑、體溫過高、可能導致失去意識、可能導致休克或昏迷、可能導致死亡

你可能聽過綜合格鬥或其他項目的選手因為量級使用極端的脫水方法，不過我們建議利用脫水減輕的體重要在 5% 以內，以避免嚴重脫水。如果脫水讓體重減少超過 10%，就會有死亡的風險。如果你正為了別種運動或更實際的理由進行飲食計畫，通常建議避免使用脫水減重的方法和補充品。

利用脫水讓體重下降 5% 的安全方法，將在第十四章討論。

水分補充模式

⊕ 訓練前水分補充

激烈活動時，幾乎無法避免某種程度的脫水，因為一般人的出汗量大約可達腸道每小時可吸收水分的兩倍。如果在努力訓練或競賽前就有一點點脫水，表示你在起跑點就落後了。訓練或競賽前，要確保你有規律補充水分並監控體重和尿液顏色，以維持良好的水分補充狀態。在減脂或增肌期每天的體重都會變化，這時候尿液顏色就是監控訓練前水分補充的最佳指標。

⊕ 訓練中水分補充

訓練或競賽時身體會非常用力，建議每二十分鐘最少補充 150 毫升的水分。如果氣溫較低且訓練較不艱苦，補充的水分可以少一些；如果氣溫較高且訓練較嚴格，水分就要多一些。強烈建議將電解質連同水分一起補充，可以喝運動飲料，或是在水中加入電解質錠或電解質粉。

⊕ 訓練後水分補充

如同先前所述，你喝的水不會全都被腸道吸收，大概三分之一會隨著尿液排出體外。也就是說，如果你訓練時流了 1,000 克的汗，實際上你在訓練後需要攝取 1,500 克的水分才足夠。水分補充應該緩慢進行，這樣過程才會舒服，並達到最佳的吸收效果。一般建議訓練後每十五分鐘補充大約 240 毫升，直到達到需求總量。如果連同電解質

或食物一起攝取，將會更快達到水分正常狀態，因為電解質會促進水分吸收。大量攝取不含電解質的水分（尤其是在短時間之內），可能因為電解質極度缺乏而導致低血鈉症。

預防低血鈉症

體內含有電解質的水分過多主要會造成脹氣和排尿過量，身體會感到不舒服，但多數情況下不危險，也不會對表現有太大影響。但是過度攝取很低或不含電解質的水分（純水）可能導致低血鈉症，在排尿時會進一步流失電解質，可能會有生命危險。因為此時補充的水分電解質含量不夠，跟不上頻繁排尿流失電解質的速度，體內電解質的濃度可能會太低，影響骨骼肌、心臟、神經系統基本功能，甚至可能造成死亡。

運動員出現低血鈉症最常見的原因，是訓練中或訓練後（出汗量很大並流失大量電解質）只用純水來補充水分，此時快速攝取水分就會提升低血鈉症的機率（試想一次喝三至四公升的水）。進行低熱量飲食時低血鈉症的風險會更高，因為攝取的食物比較少，因此攝取的電解質也比較少。如果飲食中鹽分含量較低，問題就會更嚴重，除非你有鈉鹽敏感性高血壓或其他必須限制鹽分攝取的狀況，否則鹽分含量低的飲食或許並沒有好處。不幸的是，低血鈉症的初期症狀與很多其他病症都很類似。

低血鈉症的常見症狀包括噁心和嘔吐，以及能量不足、心理疲勞、頭痛、肌肉無力、抽筋等等，甚至可能失去意識或死亡。預防低血鈉

症的最好辦法是訓練和競賽的過程中和結束後，記得攝取含電解質的飲料。如果你訓練後只喝純水，要把一次的攝取量控制在大約一公升以下，而且要搭配食物慢慢喝。

補充品

找到有效的補充品

補充品是在正常飲食中的額外添加物，目標是促進身體組成、表現以及達到正常飲食無法帶來的健康效果。現在市面上多數補充品無法促進表現或身體組成，許多宣稱可以促進身體組成和表現的補充品，甚至連生物機制都似是而非。換句話說，就算這些補充品擁有化學結構並考量到人類生理學，還是不可能達到宣稱的效果。當然這些補充品也可能含有未知的運作機制，所以必須在運作機制未知的情況下測試它們的效果。隨機對照實驗可以確認補充品是否真的有效，許多市面上的補充品──尤其是花草茶和自然療法類的，從未經過這種測試，因此無法證明它們自己宣稱的效果。至於在經過測試的數百種補充品中，明顯會影響表現和身體組成的屈指可數。市面上有許多補充品在毫無根據的情況下宣稱具有促進表現和健康的效果，使得許多消費者對於這些不必要的產品趨之若鶩。雖然法律並未禁止補充品公司宣稱這些未經證實的效果，但包裝上的食品標籤（至少美國是如此）都會有免責聲明提醒我們：「本產品效果並未經過食品藥物管理局認證。」

有效果的補充品非常少，所以我們必須瞭解如何選擇經過認證的補充品，建議考量補充品相關研究的結論、歷史和數量。證實某項補充品有效的研究越多，效果就越不可能來自巧合或錯誤。有些文獻回顧有針對補充品資料的清楚結論，也相當有參考價值。重複研究也比較可能代表更多群體的反應，因為年齡和性別可能會決定補充品的某些效果是否明顯。實驗室應盡可能獨立測試補充品效果，並達到一致的結果。長期研究也會提升效果的信度。補充品通常會隨著時間受到越來越多關注，而較後期的研究會比一開始充滿希望的公開結果更加嚴謹。我們建議補充品必須至少有五年的研究史，而且越長越好。結果的一致性也很重要，就算一項補充品有很長的研究史，而且很多研究也觀察到同樣的效果，但只要有幾個設計良好的研究發現相反的效果，就足以挑戰先前的研究結果。

選擇補充品的另一項重要因素是實際回饋。實驗室的測試對於確認效果很重要，但運動員長期使用的回饋也能提供補充品實際效果的重要資訊。舉例來說，碳酸氫鈉的效果有經過實驗證明，但真實世界的運動員都不會使用，因為如果使用到能促進表現的劑量，也會帶來很高的腹瀉風險。對我們而言，補充品如果要有效，必須符合以下四個標準：足夠的資料、足夠的資料史、資料中的結果要一致，以及實際使用的正面回饋。

真正有效的補充品

截至本書撰寫完畢以前，市面上有七種補充品符合以上四個標準：

- 咖啡因
- 乳清蛋白
- 酪蛋白
- 肌酸
- 碳水化合物配方
- 綜合維生素和礦物質補充品
- Omega-3 脂肪酸補充品

⊕ 咖啡因

咖啡因屬於擬交感神經物質，能夠啟動交感神經系統（戰逃反應），會帶來以下效果：

- 提升警戒與專注
- 更能忍受疼痛
- 促進重複表現與耐力
- 增加動機
- 降低飢餓感

有一系列的刺激物會帶來類似的生理效果，咖啡因是其中一種。雖然市面上有些食品和補充品包含其他刺激物，不過整體含量不足以產生明顯效果。此外，許多相關刺激物都是管制藥物；而咖啡因可輕易取得、有經過時間考驗，且受食品藥物管理局核可使用。一般來說，咖啡因可以提高你對訓練的耐受能力，在特別辛苦、特別長的訓練，以及疲勞或低熱量狀態下的訓練有很大幫助。

⊕ 乳清蛋白

乳清蛋白是奶類中自然生成的蛋白質，是消化速度最快的蛋白質來源之一，也是人類研究以來最高品質的蛋白質。事實上，從前的蛋白質品質量表將蛋類蛋白質的參考數值設為 100，是所謂「最高品質的蛋白質」，而後來出現的乳清蛋白則超過了 100 分。乳清蛋白極快的消化速率，使它成為訓練中極佳的蛋白質來源。市面上主要有三種乳清蛋白：濃縮乳清（純度最低）、分離乳清（純度中等）、以及水解乳清（純度最高）。濃縮乳清的價格最低，但還是非常有效，所以除非你的消化道較為敏感或有預算上的考量，濃縮乳清將是你的首選。分離乳清幾乎不會造成消化道不適，純度也非常高，但價格比濃縮乳清高。如果你對乳製品非常敏感，可以攝取水解乳清，不過這種補充品通常價格不斐。

⊕ 酪蛋白

酪蛋白是組成奶類蛋白的另一種主要蛋白質，消化時間與乳清蛋白完全相反。即使不添加食物，完全消化和吸收酪蛋白可能需要七小時，也就是攝取酪蛋白以後的數小時內，胺基酸會以緩慢且穩定的方式進到血液中，因此酪蛋白很適合在睡前攝取，也是長時間斷食以前的絕佳蛋白質來源。

⊕ 肌酸

肌酸會在人體中自然生成，並在肌肉組織中扮演 ATP（三磷酸腺苷）的緩衝物。ATP 是一種將食物能量儲存起來的分子，並能為幾乎

所有細胞反應提供能量，包括肌肉收縮。雖然 ATP 相當強大，人體內的含量一次只足夠提供一至三秒最大肌肉收縮的能量。如果需要大量用力超過一至三秒（多數訓練都必須如此）就必須補充體內 ATP 含量，而磷酸肌酸系統就是最立即的補充機制（見圖 6.1）。細胞中酸的含量越高，就可以讓訓練中的接近最大努力維持越久。舉例來說，如果你的二頭肌彎舉可以用二十五公斤做十下，更多的肌酸可能讓你做到十二下。

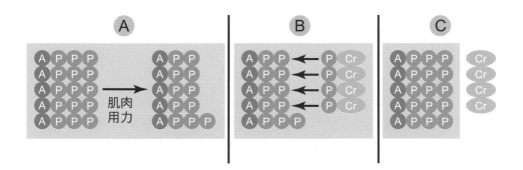

圖 6.1 A：努力訓練會消耗磷酸，將 ATP（三磷酸腺苷）轉換成 ADP（二磷酸腺苷）來釋放能量以供訓練，即圖中 APPP 轉換成 APP 的過程。
B：磷酸肌酸將磷酸送給耗竭過後的 ADP，讓 ADP 再度成為可以提供能量的 ATP，即圖中 PCr（磷酸肌酸）將 P 送出讓 APP 變成 APPP 的過程。
C：少了肌酸的磷酸可以吸引更多的磷酸來送給 ADP，以重複整個過程。肌肉裡的肌酸越多，代表 ATP 中隨時可用的能量越多。

一直有研究顯示，肌酸可以促進表現以及肌肉維持和生長。雖然肌酸的益處有很多研究支持，但背後的反應機制仍然不明。肌酸帶來

的肌肉生長與維持可能和細胞膨脹（研究顯示細胞膨脹本身就足以帶來肌肉生長）或訓練表現提升有關（例如得以用更高的訓練量或強度來訓練）。無論背後機制為何，肌酸能使表現和體態持續明顯進步。快縮肌纖維（提供爆發和力量型運動員達成運動表現的肌纖維）較多的人通常可以從肌酸補充品獲得更多益處；素食者從肌酸補充品獲得的益處也比葷食者多，因為含有肌酸的食物來源包括動物性蛋白質，尤其是紅肉。

使用肌酸補充品的前一、兩週很常出現體重上升的狀況，幅度甚至可達到 3%，增加的體重來自肌肉中保留下來的水分。肌肉中水分變多不會讓人看起來臃腫，反而看起來更強壯，因此不必擔心外型，但是量級運動員就必須注意。水分的重量在停止攝取肌酸補充品後的一週左右就會逐漸下降。對某些人而言，肌酸可能造成消化道不適，此時可使用乙酸乙脂肌酸等化學合成形式來補充肌酸。不過，許多這種特殊肌酸的效果似乎都不如水肌酸，所以我們目前建議肌酸補充劑主要以水肌酸為主。如果肌酸會讓你的消化道不適，就必須考慮用消化道不適換來小幅度的健身成果進步是否值得。

⊕ 碳水化合物配方

葡萄糖液、開特力或 Powerade 運動飲料等液體碳水化合物都經過加工，因此消化更快且更容易；當然也有消化速度非常慢的碳水化合物粉，例如 Waximaize。碳水化合物粉中的其他營養素含量通常很低，所以不應佔據太多的每日碳水化合物比例，尤其是較難達到微量營養素需求的減脂飲食階段。不過，快速消化的碳水化合物配方則很

適合在訓練中攝取，資料也顯示訓練中攝取這些碳水化合物會有大量好處。慢速消化的碳水化合物配方搭配酪蛋白，也可以輕鬆取代旅途中的飲食。

⊕ 綜合維生素和礦物質補充品

均衡攝取富含優良蛋白質、蔬果、全穀物以及健康脂肪的飲食，能讓你滿足大多數的營養素需求。在不容易進行健康飲食或熱量受限時，每天攝取綜合維生素可以確保營養素均衡攝取。已有很多研究證實人體的維生素和礦物質基本需求，若天然食物無法達到這些需求，則可以攝取綜合維生素。

⊕ Omega-3 脂肪酸補充品

典型西方飲食的 Omega-3 攝取量通常偏低。除非常常攝取含有 Omega-3 的飲食來源（主要來源是脂肪魚），否則即使是非常健康的飲食，這種長期輕微缺乏 Omega-3 的狀況仍會持續出現。針對 Omega-3 補充品的直接研究指出，這類補充品具有健康和認知功能的益處（與先前想法不同的是，可能和提升心血管健康無關）。

如果你想深入瞭解其他特定補充品的詳細研究，歡迎上 Examine. com 網站檢視符合行業標準的最新相關研究。

重點整理

> 口渴時喝水就足以滿足多數人的水分補充需求,不過大量流汗或在炎熱環境下運動等情況的水分補充可能要更小心。

> 尿液顏色和體重改變是評估脫水程度的簡單工具。

> 水分攝取過量(尤其是不含電解質的水)可能導致低血鈉症。

> 多數營養補充品的效果都未受實驗支持,就算是最有效的補充品對於健身的效果也非常有限。

> 最能促進身體組成、表現、健康的補充品包括咖啡因、乳清蛋白、酪蛋白、肌酸、碳水化合物配方、維生素以及 Omega-3。

⑦

飲食依從

DIET ADHERENCE

飲食依從不一定要做到完美才會有效，但越精準且越一致的飲食，越能讓你得到最好的效果。取決於你正在執行的飲食種類，飲食依存的意義可能有些微差異。減脂飲食中，依存的意思是遵守每餐分配的熱量和巨量營養素、在指定時間飲食、健康的飲食選擇，以及攝取計畫好的補充品，當然也必須避免零食和任何計畫以外的飲食。增肌飲食也適用這些原則，但有時候額外的點心、作弊餐和不那麼健康的食物組成選擇，有助於達到關鍵的高熱量飲食，同時也不會對結果產生負面影響。根據目標設計好合適的飲食計畫以後，最後的結果取決於對計畫的依從程度。

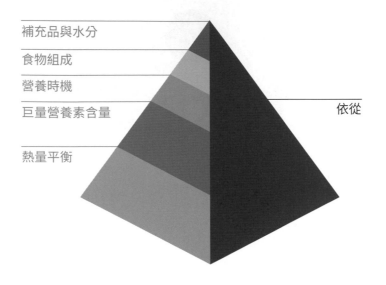

補充品與水分
食物組成
營養時機
巨量營養素含量
熱量平衡
依從

飲食階段時機

飲食干擾

飲食計畫的時機很重要，因為會影響你的依從程度。如果你能夠自由選擇飲食計畫時機，也不受運動競賽限制，最好的辦法就是選擇沒有社交活動或旅行的時候。換句話說，不要在即將參加婚禮或享受假期時計畫減脂飲食階段；也不要在不太能控制飲食或飲食時機時計畫增肌飲食階段。

睡眠與壓力

　　選擇進行減脂或增肌飲食時，最重要的是盡可能維持肌肉量和肌肉生長。壓力和缺乏睡眠不僅直接影響身體的恢復，以及肌肉的維持和生長，也會影響你嚴格依從計畫的能力。透過飲食控制來改變身體組成本身就很有壓力且相當困難，額外的壓力來源或缺乏睡眠都會降低你的意志力。選擇壓力較低而且又能規律睡眠的時候進行飲食計畫，將大幅提升依從程度和成功機率。

個別容忍程度

體重改變速率和時間

　　詳細的建議會在第九章討論，但減脂和增肌的體重改變速率和時間都有安全和有效的範圍，而你選擇減脂或增肌的速率主要取決於個人喜好。決定飲食速率與時間時，應考量你依從飲食計畫的程度。

⊕ 增肌飲食的時間與程度

　　開始增肌階段前，必須先檢視你是否願意增加脂肪，要先設下你能夠容忍的實際上限。有些人很有信心，可以為了肌肉生長而讓身體較不精實幾個月；有些人則在線條稍微跑掉後就會放棄、結束飲食計畫，並且不再認真規劃長期身體組成飲食和訓練計畫。瞭解或誠實估計你能夠接受脂肪增加多少，再開始執行飲食計畫，有助於短期和長期依從目標導向的飲食計畫。

⊕ 減脂飲食的時間與程度

準備開始減脂飲食的時候，你應該誠實估計你可以忍受多少的飢餓和不舒服，以及可以忍受多久。最佳結果總是非常吸引人，但最大熱量赤字飲食很不容易依從，到最後可能連一點效果都沒有。

認識你的極限可能需要一些嘗試錯誤，不過將各種減重速率和長度的經驗記錄下來，有助於幫你找到最佳依從的理想方法。

依從的六大架構

每個飲食階段都會有開始、中間、結尾，而每個區間都有各自的挑戰。理想情況下，健康且有科學根據的飲食習慣會一直持續下去，而不會有所謂的減脂或增肌飲食階段，所以所謂的「結尾」可能代表飲食計畫的最後幾天，或回到等熱量體重維持和健康生活的時候。依從的促進方式可以分為六個面向，在飲食的各階段扮演不同的角色。

飲食依從的六種促進方式如下所述，依照典型的出現時間來排序：

1. **啟發**
2. **動力**
3. **意圖**
4. **紀律**
5. **習慣**
6. **熱情**

　　我們將逐步定義這些促進方式，並提供各階段能帶來最佳效果的行為。

1 啟發

　　啟發指的是驅策你開始飲食計畫的感覺。可能是正面的啟發，例如在社群媒體上看到令人印象深刻的改變照片後，自己也想得到類似的效果；也可能是負面的啟發，例如看到自己最近的照片，然後發現跟理想的身材相去甚遠。啟發促使我們決定改變自己並開始飲食計畫，一開始在情緒上是一個很強的依存促進方式，但並不會持續太久。

　　如果你正使用啟發的方式來督促自己或他人進行飲食計畫，就必須瞭解正面啟發比負面啟發更能帶來良好的依存效果。與兒童心理學類似，以正面獎賞的希望來引發行為改變的長期效果，會比羞辱人來改變行為更有效。如果你正試著啟發他人，建議要先以身作則；而且就算要使用正面啟發來說服他人，最好也要小心謹慎。任何人都是自己想要改變才應該（也才會）改變，而不是你要他們改變。

2 動力

　　動力可以驅使你完成目標，在飲食階段開始的前幾週是很強的依存促進方式。你可能有所啟發、想要「讓身材變好」，但你必須先定義什麼叫「好身材」，才會開始有動力。將目標定義清楚以後，牢記目標可以促進依存，尤其是一開始的啟發逐漸褪去之後。

　　動力是個強而有力的工具，但可能會時強時弱，尤其是進行減脂

飲食、能量很低的時候。早上一杯咖啡可能讓你產生極高的動力，可是工作一整天後的下午可能讓動力蕩然無存。設定實際又有挑戰性的目標，同時注意個人容忍程度（如先前所述），有助於維持夠高的動力掙扎比例，帶來良好的依存效果。設定好目標後，每天或每週提醒自己，在飲食計畫開始的前幾週相當有助於維持動力。你可以把目標寫下來貼在冰箱門口、試穿自己很想穿的褲子，或是偶爾想像未來競賽中的最佳陣容，並隨時記得你一開始設定目標的原因。

3 意圖

動力給你清楚的目標，但只有目標沒有用，就好像在地圖上找到目的地不會讓你真的抵達。如果要抵達目的地，你必須實際動身前往；如果要達到飲食目標，你必須設計並堅守飲食計畫。意圖指的是利用啟發和動力來創造計畫，你可以把它想成導航應用程式裡的指示，它會告訴你要如何才能到達目的地。就算你有最強的動力，但是沒有計畫也沒有遵守計畫的意圖，就不會有效果。

意圖會支持你對計畫的付出，所以最重要的第一步就是擬定計畫。想要在三個月內減重十公斤非常好，但你必須決定接下來幾天的確切飲食內容才有可能達成目標。

4 紀律

你必須確定意圖才能遵守飲食計畫，但你的動力和意圖有時候會不夠強，導致你無法依從飲食計畫。要填補意圖高峰和動力低谷之間

偶爾出現的落差，你需要紀律。

紀律指的是利用意志力來完成任務。人的意志力有限，所以你不能一直使用，只有在動力相對較低的時候才能利用意志力。意志力這種依存促進工具能讓你在想放棄的時候仍然堅守計畫。

瞭解自己什麼時候會想放棄飲食計畫，有助於提升紀律。預期將來會遇到挑戰，必須遵守紀律並偶爾使用意志力，是避免計畫失敗的最好辦法之一。

5 習慣

意志力有限，所以你不能一直利用，否則可能筋疲力盡。在你執行飲食計畫一段時間後，你已經經過讓你開始計畫的「啟發」、幫助你設定目標的「動力」、協助你制定具體計畫的「意圖」；如果你從頭到尾都很有「紀律」，你的飲食方式將已成為一種「習慣」。執行飲食計畫幾週或幾個月後，習慣已然產生，讓你每日飲食的依從變得容易許多。也因為依從變得容易，所以就算遇到動力或意志力低下的時候，也不會像初期產生那麼大的掙扎。

要養成習慣，就必須在飲食計畫的早期階段保持良好的依從。在早期階段就樹立起嚴格的依從最終將變成習慣，讓堅守飲食計畫變得沒那麼困難。飲食計畫中，習慣養成前的幾週最難熬，這時候就必須建立有助於習慣養成的飲食和生活型態。具體的做法包括：試著習慣在每週的同一日備餐，並維持規律的生活作息，例如每週都在相同的幾天訓練，以及每天都在差不多的時間起床、訓練、睡覺。旅行的時候也要有可靠的健康飲食選項，才不會輕易偏離計畫。只要你能將飲

食行為自動化,就可以很快養成習慣,然後你就能夠不知不覺隨時依從飲食計畫。

6 熱情

如果你努力改變身體組成的時間夠長(通常是數年),你可能相當享受飲食計畫的過程。能夠達到促進表現的效果,又能攝取健康飲食來獲得增肌減脂的好處,以及掌控自己外表和感覺的經驗,都非常吸引人。許多人非常享受這個過程,因此發展出真正的熱情,讓他們幾乎完全不需要擔心依從。

你可以選擇有挑戰性卻又實際的飲食目標,堅持計畫並享受一次一次的成功來獲得熱情,而每次的成功都會加深你對飲食過程的正面想法。你可以自行研發增肌減脂飲食的食材,專注體驗過程的挑戰和結果,以及與進行類似計畫的同好交流。基本上,熱情並非一種選擇,而是否擁有熱情則因人而異。確保你選擇的目標是為了自己,而非取悅他人或表現給他人看,將更可能發展出熱情。好消息是,雖然熱情可以讓飲食計畫變得更容易執行,但並不是成功的必要因素。只要有根深柢固的習慣,就能讓你達成幾乎所有實際的目標。

實務建議

為了改善身體組成而執行飲食計畫的時候,長遠思考相當有助於容忍過程中的極度不適,也就是要專注於最終的目標,而不被減脂飲食中的短暫飢餓或增肌飲食中的額外脂肪分心。另一項有助於飲食計

畫成功的心理特質是「內部控制點」，意思是如果飲食計畫失敗，不要責怪外在因素，而是要想想可以怎麼改善來維持依從。到頭來，飲食計畫成功與否還是取決於你的行動，雖然路上一定會有阻礙，但克服障礙的決定權在你自己手上。擁有內部控制點的心態（成功失敗都自行承擔）有助於避免反覆的依從失敗。如果你認為都是因為工作太忙讓你無法適當飲食，或飛機上根本沒有提供健康的飲食選項，那麼只要你工作繁忙或必須搭飛機時，你都會遇到一樣的問題。不過如果你換個方向思考，想想看你可以怎麼避免這些問題（上班時隨身攜帶一條蛋白棒，或是攜帶健康的食物上飛機），以後每次遇到的困難，都可能提升你的依從程度。

最後，飲食依從很大一部份取決於你對預設目標的奉獻程度。達成你自己設定的目標，必須比吃甜甜圈獲得的暫時喜悅更重要（如果你正在減脂），也必須比擁有腹肌還重要（如果你正在增肌）。所有的成就都需要取捨，而飲食方面取捨都是暫時性的，這也是好處所在。舉例來說，只要適量攝取，甜甜圈可以是減脂飲食後生活中的一部份，也不一定會讓你復胖；而你完成增肌階段飲食，並開始減脂然後維持體重的時候，腹肌（可能比之前更明顯）就是你的收穫。學習足夠的紀律來嚴格依從飲食計畫並達到身體組成目標，能讓你在飲食計畫之外的時光更快樂。

重點整理

> 依從飲食計畫的能力直接影響最後的成功與否。

> 盡可能讓飲食計畫的階段避開旅行、競賽或其他不可抗力的因素。

> 決定飲食階段的長度和強度時，必須實際考量你是否能忍受飲食計畫伴隨的不適和令人難受的變化。

> 依從始於啟發，接著依序由動力、意圖、紀律、習慣和熱情來支撐。這些特質會依序在飲食計畫過程中變得越來越重要，認真培養這些特質可以大大促進依從程度。

> 依從飲食計畫的過程中一定會有阻礙和挑戰，但專注於長期目標並保持內部控制點，可以讓你維持正確的方向。

飢餓管理

HUNGER MANAGEMENT

人會吃飯的原因有很多：為了樂趣、出於無聊、因為社會壓力、想要依從飲食計畫——當然還有因為飢餓。飢餓是維持生命的關鍵信號，忙碌的人可能偶爾會忘記吃東西，可是由於會感覺飢餓，他們才不會餓死。執行減脂飲食時會更容易飢餓，所以更不可能忘記吃東西；其實在低熱量飲食階段，飢餓的功能已不再是提醒我們要吃東西，而是一種惱人的感受。無論如何，瞭解和管理飢餓可以讓飲食計畫更容易成功，也讓執行過程更為舒適。

減脂飲食 ── 飢餓問題

飢餓是人類的普遍經驗，但有些人更容易感到飢餓。成長過程中較不重視營養和飲食時機結構，或大部分時間的飲食都不健康的人，比一般人更容易受飢餓所苦，尤其是首次嘗試飲食計畫的時候。荷爾蒙變化也會影響食慾，而慣性的情緒性飲食會讓有些人在面對壓力時，更容易違反自己的飲食限制。

體重有適應點，而減重時飢餓感會提升，把體重推回適應點。適應點可以改變，但必須達到新體重後再經過幾個月的時間。也就是說，減脂階段過後，身體會需要幾個月才能將這個較低的新體重「辨別」為正常體重，並讓飢餓感（即使在等熱量攝取狀態）消失。任何長時間執行減脂飲食的人都必須面對適應點多次改變的壓力。就算一開始的體重非常重，每次向下到達新適應點的難度也會越來越高。

每日熱量消耗非常低的人（坐辦公桌、長距離通勤等等）不需要吃那麼多食物，因此可能面對更多的飢餓。許多人的問題在於，大部分日子的熱量消耗和攝取量都比較低，而可以訓練且吃多一點的日子很少。即使是相同的熱量赤字日，咀嚼更多食物的這個行為就能降低飢餓感。

低熱量狀態下，整體飢餓（身體需要熱量的信號）和食慾（為得到快樂而吃的慾望）都會增加。無論如何，這兩種情況下的飢餓都會比等熱量飲食時更高。幫助減重最有效的方式包括減重手術（減少胃部容量，因此較少量的食物就能帶來飽足感）以及食慾抑制劑的藥物治療，兩種方法都能降低飢餓感。

　　持續飢餓的次級效應是壓力。抵擋吃東西的慾望並堅持你的計畫相當困難，而在你從頭到尾都必須對抗誘惑的時候，一般能夠令人放鬆的社交場合可能成為壓力來源。壓力可能會增加你的食慾，而執行減脂飲食感到飢餓的時候產生更多的食慾，會讓你更難依從飲食計畫。壓力也會造成皮質醇等荷爾蒙的分泌，而長期高濃度的皮質醇會對身體組成產生負面影響。一般認為壓力會抑制減脂的效果，但其實高濃度的皮質醇會提升脂肪和肌肉的分解代謝反應。長期壓力下所得到或維持的任何脂肪，常常因為攝取過多熱量造成的；而就算能夠維持熱量赤字，高濃度的皮質醇更可能會代謝肌肉，造成體重和肌力的整體下降。長期高濃度的皮質醇也會干擾恢復和適應過程（飢餓造成的缺乏睡眠也會），所以長期壓力大的人在運動和健身的表現就會比較差。因此，壓力不僅會直接影響身體組成，也會影響通常能夠維持身體組成的訓練表現。

　　限制減脂飲食的長度和強度（詳見第九章），有助於避免飢餓成為壓力的顯著來源。不過就算是設計最精良的減脂飲食，多少也一定會有壓力存在，所以必須盡可能控管。

飢餓管理策略

選擇體積大的食物

　　吃完飯後，神經系統接收到飽足感的信號來源包括卡路里數量，以及胃部組織延伸的程度。熱量攝取較高的飲食會讓你感到更飽足，

但會對每週減重速率帶來負面影響。攝取熱量密度較低且佔據較多胃部空間的食物，可以利用胃部組織延伸的信號，讓你在感到飽足的同時減去更多體重（見圖 8.1）。

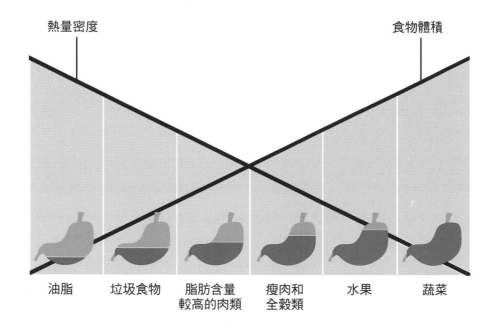

熱量密度 　　　　　　　　　　　　　　　　　　　食物體積

油脂　　垃圾食物　　脂肪含量　　瘦肉和　　水果　　蔬菜
　　　　　　　　　較高的肉類　全穀類

圖 8.1　食物種類的體積與熱量密度。由左到右代表食物體積由小到大，熱量密度由高到低。食物體積越小且熱量密度越高，帶來的飽足感就越少（如下面胃部圖形所示）。

利用食物可口獎勵假設

食物可口獎勵假設（Food Palatability Reward Hypothesis，以下簡

稱 FPRH）是一個非常單純的現象：食物如果好吃，我們會想吃更多；食物如果索然無味，我們就比較不會想吃。聽起來沒什麼特別的，但 FPRH 在飲食計畫的重要性受到低估了。好吃的食物通常熱量密度較高，就算你不吃超過每日熱量上限，這類食物常常無法讓你感到飽足，使得我們更想吃這些食物。這種渴望的威力很強大，讓我們更難堅持飲食計畫。一些受歡迎零食廣告的標語其實背後都大有文章，例如「讓你一口接一口」（You can't eat just one.）或「停不下的美味」（Once You Pop, You Can't Stop.）等等。同樣地，開胃菜之所以叫開胃菜，就是因為會促進食慾，讓我們想吃得更多。高適口性的食物加上低飽足感的分量，代表你吃完後很可能距離飲食目標更遠。限制或避免適口性高的食物（選擇吃比較不好吃的食物），更能讓我們輕鬆依從減脂飲食──畢竟吃過多的披薩或起司蛋糕，比起攝取過量的花椰菜和雞肉更可能發生。即使你的午餐裡有非常好吃的醬料，讓你想吃更多，但你光是吃完不加醬料的食物可能就飽了。表 8.1 是碳水化合物食物來源的適口性列表。當然也可以將蛋白質來源或某一餐做成類似表格，但這邊僅以碳水化合物做為例子說明。

適口性範例	
低	蔬菜、無添加燕麥、無添加馬鈴薯
適中	全穀物麵包、義大利麵、米飯、豆類
高	薯條、冰淇淋
非常高	洋芋片、餅乾、蛋糕、糖果棒

表 8.1　常見碳水化合物食物來源的適口性範例列表。

如果將表 8.1 和圖 8.1 比較，你可能會發現高適口性的食物，剛好就是高熱量密度和小體積的食物，所以這些食物只要吃一點點就能得到同等的熱量。反之，蔬菜等較低適口性的食物則有較大的體積和較低的熱量密度，相當有飽足感、熱量又低，因此特別適合減脂飲食。

增加蛋白質攝取

研究顯示，所有巨量營養素中，蛋白質最能帶來飽足感。最近有些研究甚至指出，看起來和嘗起來富含蛋白質的碳水化合物，比起原本的形式更有抗飢餓的效果。也就是說，蛋白質抗飢餓的特質，某種程度上與視覺效果和口感有關。可能某些蛋白質的分子結構會影響飽足感，因為即使是液體狀的蛋白質飲料也有很好的抗飢餓效果。因此，攝取超過最低建議量的蛋白質，可能有助於飲食依從。如果要在 CCH 的限制之內增加蛋白質攝取，就必須犧牲一些其他巨量營養素的益處，但如果能提升飲食依存程度，或許就相當值得。舉例來說，一名活動力高的人如果要在熱量限制的飲食中提升蛋白質攝取，可能就必須減少碳水化合物，某種程度上就會降低訓練能量並干擾恢復。不過，如果這個人可以堅持飲食計畫而不向飢餓低頭，就更有可能達到減脂的目標。為了飽足感、能量維持以及恢復，要先減少脂肪的攝取，下一步才是碳水化合物。平均來說，碳水化合物的飽足感不如蛋白質，但還是高於脂肪。脂肪的熱量密度很高而且很可口，佔據的胃部空間較少，又會讓人食慾增加。

改變營養時機

即使在熱量很低的飲食過程中，一日之中的飢餓程度也會有很大變化。很多人早上不太飢餓，但經歷一整天的壓力回家以後卻飢餓無比，這些人更可能在晚上的飲食中作弊。這種飢餓可以透過改變飲食時機和分量來控制。早上吃較小份且以蛋白質為主的食物，並拉長飲食間隔時間；傍晚以後則吃較大份且含有各種巨量營養素的食物，並縮短飲食間隔時間，這樣可以讓依從變得更容易。如果你一日中的飢餓傾向很明顯，你可以據此建構你的營養時機。也許你正為了舒適而犧牲最好的飲食時機選擇，但如果能顯著提升依從，這個犧牲就值得。舉例來說，認真的訓練會啟動戰逃反應，讓食慾降低一小時以上，而如果你在一日中的其他時候會有飢餓的困擾，你可以跳過運動後立刻飲食所帶來的小小合成益處，以在更飢餓的時候吃更多食物。在減脂飲食的過程或飢餓感最強的時候，這是一個很好的策略。這時候你的碳水化合物攝取量應該比較低，而且一日中的胰島素敏感度隨時都很高，所以改變訓練後的飲食時間，就不會帶來那麼大的影響。先前提過，營養時機對於飲食結果最多有 10% 的貢獻，所以即使影響不大，還是會有顯著差別。

攝取纖維素較多的食物

纖維素本身的熱量不高，但可以抑制飢餓感。富含纖維素的食物包括蔬菜、水果以及全穀物食品，這些食物因為體積較大且可口程度

較低，本來就比較能對抗飢餓。食物所含的纖維素越多，就越能抑制飢餓感。任何食物若和纖維素一起攝取，消化速度也會變慢，因此任何包含纖維素的餐點都能帶來較長的飽足感。舉例來說，雞胸配白米飯可以讓你飽足數小時，而雞胸搭配蔬果則可能讓你抵抗飢餓感更久的時間。飽足感時間的延長可能有助於提升你的意志力，讓你更能面對其他飲食計畫和人生中的挑戰。

減少液體熱量

液體熱量很容易大量攝取，而且不會有很明顯的飽足感，所以在減脂飲食的時候應該避免。有些情況下甚至連訓練中的補充品飲料都不應攝取，並把這些熱量以天然食物的形式在訓練後補充，來降低飢餓感和促進依從。

餐前先喝無熱量液體，並細嚼慢嚥

研究顯示，先喝完液體再立刻飲食可以提升飽足感，這樣可以讓你在非正式的飲食計畫中減少攝取的食物，並在計畫好的減脂飲食中攝取少量食物後得到更多飽足感。先喝液體再吃飯可以延展你的胃部，並在開始吃東西以前就提升飽足的信號。如果你正為飢餓所苦，可以在每次飲食前先喝 250 至 700 毫升的無熱量飲料。細嚼慢嚥也能提升餐後飽足感。飽足感的信號不會在飲食結束後立刻出現，飲食時間越長，代表飲食結束後會有更多的飽足感。此外，咀嚼這個動作本

身就有一些傳遞飽足感信號的能力，所以確保澈底咀嚼食物也能提升飽足感。與朋友聊天、收看節目或做些吃飯以外的事情，也有助於延長飲食攝取時間。如果你能養成細嚼慢嚥和餐前先喝無熱量液體的習慣，你就會在幾乎不需要額外準備或努力的情況下，擁有內建的抗飢餓策略。

提升咖啡因的攝取

咖啡因對減脂飲食有三個好處。就像其他液體一樣，咖啡因飲品會佔據一些胃部空間，讓你的飽足感稍微提升。更重要的是，咖啡因可以抑制食慾，所以可以讓你整天的飢餓感都顯著降低。最後，咖啡因可以讓你更有活力，因此可以讓你做更多動作（更高的非運動熱量消耗，簡稱 NEAT），並提高訓練效果。咖啡因的這些好處，加上活力的提升，可以在減脂飲食的時候讓飲食依從更容易。不過必須瞭解的是，含有額外熱量的咖啡因來源（加了牛奶或糖的咖啡、全糖汽水或能量飲料）將抵銷減脂的效果。執行低熱量飲食的時候，建議攝取低熱量汽水、能量飲料、添加少量無糖甜味劑或低熱量奶精的黑咖啡。

增肌飲食 —— 飲食反感問題

追求減脂的時候，飢餓是你的敵人；但在增肌期維持高熱量狀態時，飢餓就非常有用。增肌飲食的食物攝取量必須高於需求量才能維持體重，而這通常代表我們吃的食物會比想吃的還多。執行增肌飲食

一段時間後，飢餓就成為非常珍貴的資源。人體相當善於調控機制（例如飢餓）來維持體內平衡，所以高熱量攝取持續越久，就越不會有飢餓感。如同執行減脂飲食的人會很想多吃一點，執行增肌飲食一段時間的人很容易不想吃東西，這樣就會影響增肌飲食的效果。從未執行過增肌飲食的人可能很難想像什麼叫「不想吃東西」，但在增肌飲食時食慾減退的感覺，就和減脂飲食的飢餓感一樣真實。

多數人在增肌階段幾乎都會遇到缺乏飢餓感的問題，而背後其實有些影響因子。有些人可能因為基因、個性或藥物的關係，基礎食慾就是比較低，這些人常常在忙碌時「忘記吃東西」。對某些人而言是很難想像的情況，但會忘記吃東西的人確實存在，且對他們來說，維持熱量盈餘實在非常困難。

另一個高熱量飲食成功的阻礙是「基礎能量消耗較高」。如果你的工作需要很多身體活動，或你每天的 NEAT 很高，你就需要更多食物才能達到熱量盈餘。如同先前討論，你的身體會驅動飢餓感的出現，讓你攝取到目前適應點所需的熱量。你當然可以把設定點提高，但適應點離先天限制（如果你不主動採取方法提升肌肉量的自然體重）越遠，你就越難達到較高的新適應點。超過一個程度以後（大約比你天生自然體重高二十公斤左右），你就連維持體重都需要吃得比想吃的還多。以垃圾食物為主的飲食可能是較容易達到增重熱量需求的好方法，但長期而言會犧牲健康，某種程度上也會影響立即的肌肉生長。垃圾食物的脂肪通常很高（通常是最不健康的脂肪），而超過脂肪攝取建議，表示你可能無法獲得較高碳水化合物攝取所帶來的微小卻顯著的益處。有時候，垃圾食物在增肌階段確實有幫助，但大部分的熱

量來自健康天然食物才是最好的辦法。

飢餓促進策略

和過度飢餓一樣，過度飽足也需要一些食物選擇策略，來把壓力降到最低，並達到最佳的依從。以下將敘述這些策略，當然都和抗飢餓的建議相反。

選擇體積小的食物

如果為了達到最好的合成反應效果，而讓碳水化合物成為額外熱量的主要來源，就代表你正在限制攝取脂肪這個熱量密度最高的食物。即使如此，還是建議多吃穀物少吃蔬果，以減少飽足感。穀物的選擇中，白米飯和義大利麵的飽足感較低，因此優於燕麥和其他密度較低的穀物。經過一段時間的增肌飲食後，稍微犧牲一些合成反應效果以減少碳水化合物並增加脂肪的攝取，可能會讓你更容易忍受達到熱量需求的過程。

利用食物可口獎勵假設

可口的食物飽足感較低，通常也會想讓你吃更多，是增肌飲食的完美選擇。改變烹煮方法和醬料，可以讓食物更好吃且更容易吃。在其他方面都健康的增肌飲食中，偶爾吃垃圾食物也不錯，尤其是最後

已經很難再吃更多東西的時候。

減少蛋白質攝取

如同第三章所述,高熱量飲食階段由於有能量盈餘,所以維持肌肉的蛋白質需求量會稍微低一些。蛋白質非常有飽足感,所以執行增肌飲食時將蛋白質攝取量降至每天每公斤體重 1.8 公克(高熱量狀態的蛋白質攝取量底線),可以讓你在比較不辛苦的情況下得到同樣的肌肉生長效果。這個策略可以讓你分配更多的熱量給飽足感較低的選項,減輕吃太多的負擔。

改變營養時機

和減脂階段一樣,比較容易餓的時候吃更多食物對肌肉生長有益。在肌肉生長階段時,你必須在不餓的時候吃東西;但把更多食物移到更餓的時候吃,或至少移到對食物沒那麼厭煩的時候吃,可以減少不餓還要吃東西的壓力。

攝取纖維素較少的食物

高熱量飲食需要攝取大量的食物,所以即使你不吃纖維素含量高的食物,也不太會有纖維素攝取不足的風險。因此,在增肌階段與食慾奮鬥的時候,建議可以把多達一半的高纖食物換成低纖食物,例如

把糙米飯換成白米飯。你還是能夠攝取健康所需的纖維素，而且不會
那麼不舒服。

增加液體熱量

攝取蛋白粉、Waximaize 等碳水化合物粉，以及一些全脂牛奶或
芥花油，可以讓你在不用咀嚼也不用佔據太多胃部空間的情況下獲得
所需的熱量。訓練中和訓練後攝取乳清蛋白加高升糖指數的液體碳
水化合物，可以輕鬆增加總熱量攝取，又有快速消化的益處，非常適
合接近訓練時間的飲食。只要食物來源以天然食物為主，就能攝取足
夠的微量營養素。接近訓練時間或比較不餓的時候將食物打成汁來攝
取，是避免你整天飽足感都很高的好辦法。

餐前避免喝液體，並盡可能吃快一點

我們在抗飢餓的小節建議在飲食前喝一些液體，這樣可以延伸胃
部並減少飢餓程度。現在我們要增加飢餓感，所以採用相反的辦法，
就是飲食前不要攝取大量液體。開始吃東西的時候飽足感的信號就會
開始傳遞，所以在你感到飽足以前攝取更多食物的最好辦法，就是吃
快一點。當然不是要你冒著噎到的風險拼命吃，而是要以正常速度咀
嚼，但過程中避免時不時停下來聊天、看電視、滑手機，而是要在不
停頓的情況下吃完。這樣一來，胃部延展而且熱量偵測機制減輕飢餓
感的時候，你可能早就已經吃完了。

減少咖啡因的攝取

咖啡因會抑制食慾，所以在好不容易才能攝取足夠食物的情況下，要盡可能避免。即使你對咖啡因不敏感到飢餓感不會受到抑制，在減脂階段以外的時間避免或減少咖啡因攝取還是有幫助，因為可以讓你在真正需要咖啡因的時候，得到最佳效果。

實務建議

以上所有建議都能整合成基本的飲食模式建議，各種飲食階段都可以使用降低或促進飢餓的方法。舉例來說，減脂飲食剛開始的時候，你可能還不會非常飢餓或疲憊，這時候就不需要攝取體積大、不可口的食物，也不需要攝取大量的咖啡因。在開始感受到低熱量飲食的副作用時，再加入這些調控手法來提升舒適和依從程度。至於高熱量飲食階段，在飽足感較強且更難達到熱量需求的時候，你可以開始攝取體積較小且比較可口的食物，同時也開始攝取液體食物。當你使用本章節介紹的策略時，只需要達到最舒服且最好的依從程度即可；換句話說，應該讓這些工具得到最好的發揮，而不是任何飲食階段都要全盤實施。

重點整理

> 飢餓管理策略在減重和增重階段都很有用。

> 減重階段可以有效降低食慾和飢餓的策略包括增加蛋白質攝取、餐前攝取液體、攝取高纖維素和較不可口的食物，以及提高咖啡因的攝取。

> 增重階段的飽足感或缺乏食慾可能會破壞飲食計畫的進行，這時候若要獲得所需的熱量，可以採取的策略包括以最低限度攝取蛋白質、增加液體熱量、減少纖維素以及攝取較可口的食物。

> 在任何飲食階段中，建議緩慢漸進使用這些策略，亦即不需要同時採取所有策略，而是視情況採用。

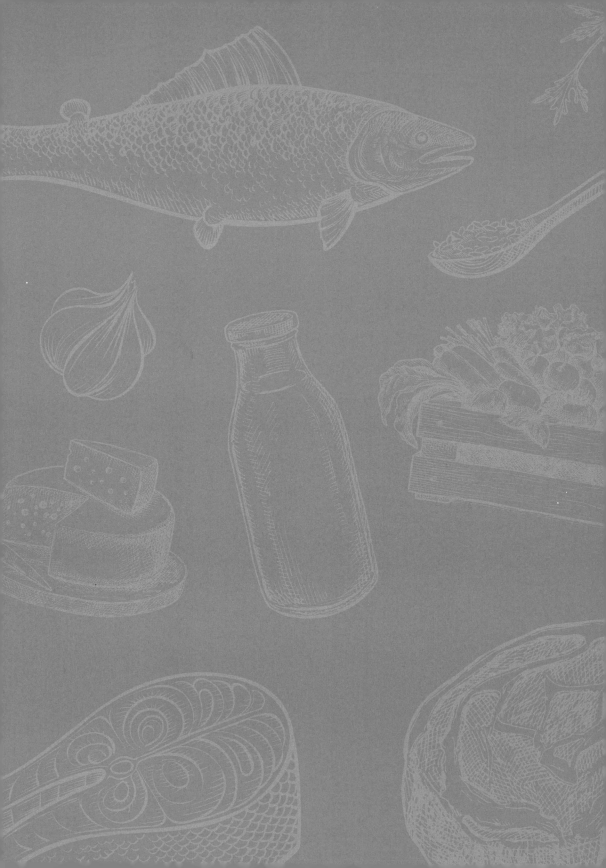

第二部分

飲食原則的
實際應用

9

營養週期化

NUTRITIONAL PERIODIZATION

週期性計畫都會有特定的目標,並以合理且有組織的方式進展。營養週期化的意思是各個飲食階段並非隨機出現,而是有不同的策略和目的。若要將達成任何長期健身目標的機率提升到最高,就必須執行週期性的營養計畫(和週期化訓練一樣)。在我們開始設計有系統和目標導向的營養計畫之前,必須先設定計畫中各飲食階段體重改變的速率、持續時間和幅度的上限與下限。

減重建議

減重速率

多數情況下，最理想的減重速率大約是每週減少自身體重的 0.5% 至 1%。我們執行減脂飲食的時候，常常想要讓體重降得更快，但可能會對持續減重、肌肉維持、長期健身效果，甚至健康帶來負面影響。我們建議的減重速率有助於維持成果與健康，同時也足夠讓我們觀察並量化體重改變。

減重持續時間

持續六至十二週的減脂階段，可以帶來最好的效果和最少的壞處。非常短的減脂飲食幾乎沒有負面的副作用（除了無法減去太多脂肪），不過因為至少需要蒐集兩週的資料，才能區分減去的重量是脂肪還是水分，減重持續時間的底限應該是三週。如果到了上限，也就是十二至十六週的飲食計畫，依從降低和體重反彈的機會會大幅增加。如果到了第十六週，多數人都會面臨長期飲食控制帶來的風險，並且體重反彈的機率很高。比起花十六週費盡心思減去十公斤，然後反彈了五公斤並後悔自己那麼辛苦、花了那麼多時間也達不到理想效果，還不如用十二週的成功減脂階段減去八公斤。因此，雖然十六週仍屬於減脂飲食持續時間的安全範圍，我們建議多數人採用十二週的減脂飲食。如果目標體重的上限與下限不要太極端，每次減脂飲食持續時間應介於三至十六週之間，而更保守的建議則為六至十二週。

單次減重階段上限

　　任何單次飲食階段減去的體重，都不應超過自身體重的 10%。達到減重上限並非必要，而且對有些人來說，低熱量飲食的副作用可能會在減去自身體重的 6% 以後變得難以承受。對很多人來說，較慢的步調搭配較短的飲食階段，可以大幅提升持續減重的機率。如果希望透過數個飲食階段來減重，我們建議每個階段減去自身體重的 3% 以上（除了可能沒太多空間可以減的最後階段）。這個建議主要是從心理因素出發，畢竟少於體重 3% 的減重幅度並不明顯，而且可能讓人失去減重的動力。

　　較長的飲食階段顯然應該比較保守，以控制減重可能帶來的副作用。這些副作用與減重速率有關。我們建議的減重速率是每週減去自身體重的 0.5% 至 1%，大約六週的短期飲食計畫建議以每週減去 1% 自身體重的速率執行；而較長飲食階段的速率則可以慢一點。要達到自身體重 10% 這個減重上限，就必須執行至少十週的飲食計畫，才能避免速率過快。如果你偏好較慢的減重步調，也就是每週減去自身體重的 0.5%，那麼以十二週這個最久的建議持續時間來看，可以減去自身體重的 6%，這個改變也相當明顯了。

減重階段設置上限的理由

⊕ 訓練量限制

　　不幸的是，如果你的目標是減脂，在執行減脂飲食的時候不能降低訓練量。必須要執行大量的肌肉生長訓練，才能抵銷低熱量狀態的分解代謝反應，以及避免肌肉流失。簡單來說，減脂飲食告訴身體要流失肌肉，所以你的重量訓練必須提供刺激，告訴身體要留住肌肉。如同先前討論，大量訓練所傳遞的訊號會隨時間消失，最後也將無法避免肌肉流失，這時候就需要進入較低訓練量的階段，重新培養身體對訓練量的敏感性，此時不應執行減脂飲食，否則就會流失肌肉。因此，訓練計畫的安排將決定是否需要限制減脂階段的持續時間。

⊕ 肌肉流失的風險

　　執行低熱量飲食的時候，雖然限制飲食持續時間、適當訓練以及注意營養攝取可以大幅減少肌肉流失，這些方法的效果還是有限（見圖 9.1）。超過每週 1% 自身體重的減重速率，或是一個階段減掉超過10% 自身體重，就會增加肌肉流失的風險，尤其是重量訓練經驗豐富的人。較進階的訓練者在減脂階段必須更小心肌肉流失。

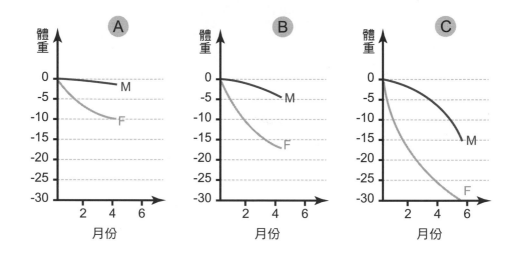

圖 9.1 不同飲食步調和持續時間中，脂肪（F 線）和肌肉（M 線）的理論變化範例（以公斤為單位）。
A：採用建議的持續時間和程度來執行減重計畫（一次最多十六週，總共減去 10% 自身體重），通常不會流失太多肌肉。B：十六週內減去超過 10% 自身體重，會減去較多的脂肪，但肌肉流失的風險也高得多。C：如果飲食計畫持續時間超過建議的上限（大約三到四個月）且減重步調太快，就很可能流失大量肌肉。

⊕ 表現下降

　　如果你通常每日攝取 3,000 大卡，且可在特定運動項目達到高水準表現，那麼每日 1,500 大卡的熱量赤字可能讓你連低標表現都達不到，而且這麼大幅的減少也幾乎必然造成肌肉流失。肌肉流失會進一步讓表現下降，而且在飲食階段結束後很長一段時間，都會對表現有長期影響。這時候你的身體正在分解肌肉組織來維持身體基本功能，

讓你比以前虛弱，且更容易面臨嚴重疲勞。你維持低熱量狀態的時間越久，身體透過運動釋出的能量就越少。此外，長期處在低熱量狀態會造成累積性疲勞，對表現造成長期影響。

⊕ 健康

如果減重階段的時間過長或方法過於嚴苛，高健康風險、維生素和礦物質缺乏、嚴重受傷等機會都會增加。這些風險大致會在每週減去超過大約 2% 自身體重，或是熱量赤字持續超過十六週時出現，而且會隨熱量赤字變大而增加。此外，體脂率過低（女性在 15% 以下，男性在 5% 以下）會導致荷爾蒙失調，健康狀況就會受到影響。對女性而言，極低的體脂率會降低雌激素分泌，長久下來會造成骨質流失。極端飲食對健康帶來的影響，可能在達到最低體脂率之前就開始出現。低熱量狀態的高壓力荷爾蒙環境會大幅削弱免疫系統，而且長期飲食計畫中其他因素導致的肌肉流失，也會在許多面向上影響健康。

⊕ 代謝下降與 NEAT 變低

執行減脂飲食時，代謝速度會小幅下降，且持續時間越長會下降得更多。代謝不太可能會讓熱量消耗下降超過 10%，但對於減重而言所需的熱量卻少了 10%，使得熱量赤字越來越難維持。這時候如果飲食出現反彈，就會因為熱量過剩而增加體重。人體在偵測到飢餓的時候非常善於減少最低能量消耗，而這段飢餓的時間也就是你的身體「看到」你在執行減脂飲食的時間。減脂飲食過程中，身體消耗的能量可能減少為正常情況的三分之一，也就是若要維持相同的熱量赤

字，就必須比飲食計畫開始時再減少 33% 的熱量（由於代謝狀況改變了）。這樣會造成更明顯的飢餓和疲勞，兩者都會降低飲食依從。代謝下降的情況下，能量消耗會大幅減少，此時如果偏離飲食計畫，增加的體重就會變多。

⊕ 睡眠品質下降

低熱量狀態的時間越久或強度越高，睡眠的質量會越差。飢餓也會影響睡眠，讓人更難入睡。睡眠對健康、訓練恢復、健身進步都很重要；而且生長荷爾蒙（本身具有很強的燃脂作用）主要在熟睡時分泌，因此睡眠對燃脂過程非常重要。睡眠品質不良造成的恢復不足，也會增加肌肉流失的風險。因此，如果因為執行減脂飲食而影響睡眠，就違反了飲食計畫本身的目的，將對身體組成產生不良影響。

⊕ 壓力荷爾蒙增加

持續高濃度的壓力荷爾蒙會造成更多的肌肉流失，也會造成水分無法從身體排出，此時就算實際上有減脂，但體重計的數字幾週可能都不會改變。水分通常儲存於皮下，很難與脂肪組織區分，所以就算你正在減脂，外表看起來可能根本沒有改變。如果體重計數字和鏡中的自己都沒有改善，就會造成更多的心理壓力和疲勞。

⊕ 飢餓感提升

如同先前討論，飢餓是最能預測依從程度的指標之一。如果飲食計畫執行太久且太艱難，多數正常人的意志力都無法堅持下去。執行

減脂飲食時，飢餓感、對食物獎勵（較可口的食物）的渴望以及對食物的慾望（食慾和侵入性思維）都會增加，這些因素結合起來將大大增加飲食失控的機會。就算在很長或很辛苦的飲食計畫中完全沒有作弊飲食，這個過程帶來的飢餓感和對食物的渴望都會急遽提升，使接下來的維持階段變得特別困難。

⊕ 疲勞

減重過程中，體內固有的抗飢荒機制以及長期飲食計畫的所有副作用都會開始運作。高度疲勞也會影響神經元學習能力，意即長期或嚴格減脂飲食階段，會影響你學習或磨練運動技術的能力。很多人為了減重而執行低熱量飲食時，通常會加上有氧運動或額外訓練來維持熱量赤字。執行飲食計畫和規律訓練的疲勞程度本來就很高，增加有氧運動會讓身體更為疲勞，讓相關負面影響出現得更快。減脂階段當然還是可以加入有氧運動，但隨之而來的疲勞使我們不得不認真思考減脂階段在時間和強度上的上限。

⊕ 心理問題的累積

曾經自己執行或指導別人進行減脂飲食的人都知道，執行過程中很容易出現動力下降的狀況。先不管其他因素，光是持續限制飲食的單調性就很累人。週五晚上可以和朋友一起吃披薩嗎？不行，不符合飲食計畫。週日早上可以吃個早午餐嗎？別人都在喝含羞草調酒和美味的零嘴，你卻只能點蛋白來吃。可以和朋友一起喝酒嗎？你的飲食計畫中不允許酒精。自由受到剝奪會讓人感到疲累，就算飢餓、睡眠、

疲勞管理都做得很好，影響還是既真實又明顯。當正在執行飲食計畫的你，看著面前的蛋白和燕麥，卻聞到香煎培根的味道時，表示你最好在屈服於誘惑之前結束飲食計畫。此外，飲食計畫時間拉得越長，效果就越差。如果一個人越吃越少、越練越多，但效果越來越不明顯，就很可能放棄，結果就是維持階段的執行很糟糕，體重又反彈回來。飲食計畫最後的能量消耗很低、飢餓程度很高，這時候體重很容易快速反彈，所以還是需要一些飲食相關的動力來慢慢進入飲食計畫後的維持階段。

減重階段設置下限的理由

⊕ 無效率減脂與心理疲勞

減重速率低於該有的速度或每個階段減重幅度過少，最主要的問題就是浪費時間。通常大部分人看到進步才會有動力，如果你能看到體重計、照鏡子、穿衣服的改變，就更可能持續依從飲食計畫。換句話說，如果花太多時間、以很慢的速度減重，容易讓人感到疲乏。低熱量飲食本身就會帶來身心壓力，而且對表現一定有某種程度的影響。不管是開始飲食計畫、以有效又安全的步調執行計畫，或是結束飲食計畫的背後都有很多事情必須注意，才能讓你順利回到平衡的生活。

⊕ 測量錯誤

極小的減重幅度和每天極少的熱量赤字一樣很難追蹤，所以必須讓體重下降幅度大到每週測量得出來，且熱量赤字大到每天都能精準測量，才能達到並追蹤明顯進步。

增重建議

增重階段的起始點也會影響肌肉與脂肪的增加比例。某種程度上來說，增肌階段開始時越瘦的人，增加的比例就會越漂亮；而男性的最佳體脂率起始點大約是 10% 至 20%，女性大約是 15% 至 27%（見圖 9.2）。

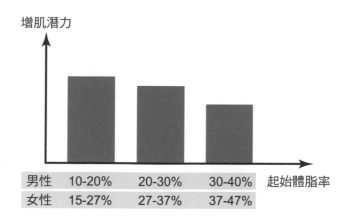

男性	10-20%	20-30%	30-40%
女性	15-27%	27-37%	37-47%

圖 9.2 男性與女性起始體脂率的增肌潛力。

增重速率

最佳的增重速率大約是每週增加 0.25% 至 0.5% 自身體重，這個範圍讓熱量盈餘和體重改變容易測量，同時讓增加的肌肉與脂肪比例維持在合理的區間。

增重持續時間

最有效且潛在缺點最少的增肌持續時間，大約介於六至十六週之間。增肌持續時間當然可以超過這個範圍，但結果可能較不理想。我們建議初學者的增肌持續時間最長是二十四週，而較進階者的最長時間則是十六週（因為進階者增肌效率較差，且對訓練刺激較不敏感）。能夠明顯觀察到組織重量改變的最短持續時間是三週，但這麼短的增肌階段很可能沒有意義。六週是較為理想的最短時間，因為可以產生有意義的進步，同時避免持續時間太短所帶來的許多缺點。

單次增肌階段上限

設計飲食計畫時，也必須考量單次高熱量階段要增加的總重量。在任何單次增重階段中，我們建議初學者最多增加 10% 自身體重，進階者則增加 5%（見圖 9.3）。另外，建議每次至少增加 3% 自身體重，因為少於 3% 的成長就不太可能改變肌肉適應點。先前曾經討論過，最理想的結果是每週增加 0.25% 至 0.5% 自身體重，所以在建構飲食

計畫時，必須把這點連同總重量增加的上限，以及建議飲食持續時間都納入考量。只要簡單計算一下就會發現，雖然三週增肌階段並非完全無效，但效果並不理想。三週的時間增加至少 3% 自身體重，代表每週增加 1% 自身體重，是建議最高增重速率的兩倍，這樣一來肌肉與脂肪比例就會比較不理想（增加的脂肪比肌肉還多），不如用更長時間來增加相同的 3% 自身體重。找出速率、持續時間、總體重改變都符合建議範圍的飲食計畫，能在較少壞處的情況下帶來最佳結果。

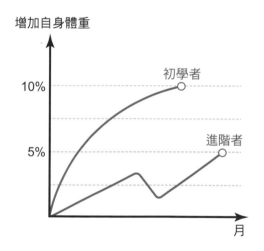

圖 9.3 初學者與進階者的假設體重增加比較。

增重階段設置上限的理由

⊕ 訓練量限制

高訓練量是肌肉成長有效的關鍵，但長時間下來身體對訓練效果的敏感度會下降（見圖 9.4）。如果身體對高訓練量較不敏感後還是持續增重，則主要增加的都是脂肪組織。因此較聰明的計畫通常會包含一個等熱量、低訓練量時期（至少一個中週期；大約一個月），每三至六個月之間重新喚醒肌肉對訓練的敏感度（保險起見，進階訓練者的頻率必須更高）。

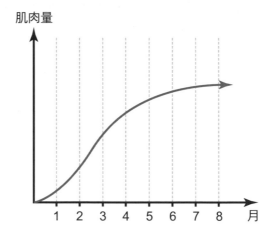

圖 9.4 中階運動員長時間採取高訓練量的範例。曲線在初學者階段較明顯，進階者則會較快達到高原期。

⊕ 肌肉脂肪比例下降

增重速度越快、增重階段持續時間越久，肌肉脂肪比例就會越差。熱量增加造成的體重增加接近每週 0.5% 自身體重時，增加的肌肉與脂肪比例就越來越不理想。如果每週增加的重量超過 0.5% 自身體重，幾乎所有額外重量都會來自脂肪。同理，在單一增重階段增加超過 5% 自身體重的話，就會有很高的比例來自脂肪。初學者和中階者可能可以讓理想的肌肉與脂肪比例維持較長的時間，但每階段增加的體重不超過 10% 自身體重，可能會帶來最好的效果。訓練經驗較多或天生較不易增肌的人，則應該更保守一些。

⊕ 脂肪細胞增生

如果你在一段時間內增加太多脂肪，不管是增加太快、太多或是持續時間太久，脂肪細胞就會變多（也就是脂肪細胞增生，見圖9.5）。只要脂肪細胞存在體內，就永遠不會消失；你可以透過減脂飲食來清空它的內容物，但它不會消失。

研究顯示，擁有較多脂肪細胞的人通常較容易感到飢餓，而且未來也可能增加更多脂肪。目前還沒有確切數據指出增加多少脂肪，才會造成顯著脂肪細胞增生，但你在單一階段中累積的脂肪越少，脂肪細胞增生的機率就越低。和脂肪細胞一樣，皮膚細胞也會變多，而這些新的脂肪細胞產生的目的是包覆體內增加的脂肪。減重以後，多長出來的皮膚可以維持在身體上多年，若沒有進行手術甚至可能永遠都在。限制增重階段的增幅和持續時間，會讓未來脂肪較不易增長、減脂飲食較易執行，也能避免多餘皮膚的生成。

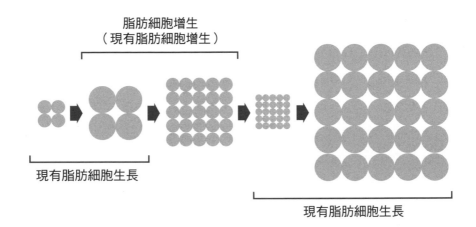

圖 9.5 體重增加會導致現有脂肪細胞的生長（以圖中相同數目的圈圈變大表示）。體重大幅增加會導致脂肪細胞增生，即脂肪細胞在達到體積的上限時會增生（以圖中圈圈數量增加表示）。

⊕ 表現下降

根據運動項目的不同，體重改變幅度太大，尤其是脂肪增加幅度太大，將對活動度和運動表現帶來負面影響。在健力等運動項目中，額外體重可能因為槓桿的改善而讓某些動作進步，但其他動作的表現則會下降；太多額外脂肪也會迫使你參加更高的量級，因此需要更高的總和成績。對多數運動而言，帶著額外體重也會降低你的動作經濟性，也會干擾活動度、降低動作速度、影響運動技術，也會讓爆發力與體重的比例下降。

⊕ 影響健康

較高的體重或體脂率可能是健康的風險因子，也可能造成高血壓、血脂異常，以及心臟與腎臟壓力。如果你規律運動而且身體健康，可能不太會在意這些風險因子，但長期下來可能會出問題。類似上述這些小小的健康狀況，最終可能讓你無法繼續正常訓練計畫，長期下來可能讓更嚴重的狀況加速發生。以健康而言，我們希望為了健康而健康，也希望維持健康的生活型態。

⊕ 心理影響

由於增肌飲食會帶來額外增加的脂肪，幾乎沒有人在增肌階段快結束時，還能看起來精實且有明顯線條。對於很在意體型而開始增肌的人而言，這點會讓他們心裡不太好受。當然並非所有人都這樣，但對多數人而言，設定增重上限有助於維持情緒穩定。

增重階段設置下限的理由

⊕ 效率不佳的肌肉生長以及心理疲勞

這項缺點主要與增肌過程的時間效率不佳有關。要增加肌肉相當困難，而且速度非常緩慢，但在減脂的過程維持肌肉量則簡單得多。所以如果你在增重時稍微積極一點以增加更多肌肉，常能帶來不錯的效果。與減脂飲食相同的是，增肌飲食若看不到具體的進步，可能會讓人喪失動力。有計畫的飲食和透過訓練讓肌肉生長，本身就很容易造成心理疲勞，而進步緩慢則讓問題變得更嚴重。

⊕ 測量錯誤

有時候體重改變幅度太小，無法精準測量或追蹤。舉例來說，如果你的目標是每週增加 0.1% 自身體重，而你的體重是 70 公斤，那麼四週之後你應該增加 0.4% 自身體重，也就是 0.28 公斤。這樣的改變幅度太小，改變的原因很可能只是荷爾蒙、壓力、體重計誤差、鹽分攝取，甚至溼氣所導致的水分重量增加。以科學的角度來看，這種幅度的體重改變屬於不顯著的變化，因為你無法排除上述其他因素的可能性，而就算你的數位體重計能夠測量到十分位，這些儀器在那麼小的重量上也不一定能測的精準。同理，持續時間不到三週或幅度低於 3% 自身體重的變化都太小，所以很難甚至無法測量。就算能證實這些改變都是身體組織變化，肌肉組織的增加比例也很可能不顯著，甚至完全無法測量。

遵循改變目標極小的飲食計畫也一樣困難。以上述的數字為例，如果每週要增加 0.07 公斤，每天需要 75 大卡的熱量盈餘。試想：同樣用湯匙來舀花生油，太滿的一匙和普通的一匙可能就差到 100 大卡，而這一份油脂的誤差已經比範例中一日所需的熱量盈餘還大。除非你能夠精準測量每克入口的食物，並將水果的熟度和煮飯的確切溫度納入考量，否則每日熱量攝取差異精準到接近 100 大卡是很不切實際的計畫。

⊕ 適應點未改變

我們曾經討論過，肌肉組織有自己的適應點，所以只要你曾經增肌，要維持就相對容易。適應點改變的兩個因素是體重改變的幅度，

以及改變的持續時間。如果我們在兩週增加 0.2 公斤的肌肉，在轉換到減脂階段時較容易失去這些肌肉；而如果我們在八週增加 0.2 公斤的肌肉，這樣的改變幅度或持續時間更可能改變肌肉適應點，也讓減脂階段時更容易維持這些改變。

⊕ 缺少訓練動力與肌肉生長機制限制

有些肌肉生長的生物化學過程需要幾週才能完成。訓練帶來的許多初期反應都是神經上的改變，以及組織重新排列以適應新的拉力線等等，這些都不屬於肌肉生長。訓練剛開始幾週的時間可能帶來更多肌肉生長的資源，都用於上述這些必要過程。肌肉生長訓練幾週之後，人體對訓練的反應才會主要以肌肉生長為主，所以將增肌階段延長到這個時期才能帶來最好的效果。除此之外，肌肉也必須花一些時間才能重組新的肌節（肌肉組織的收縮單位），並讓衛星細胞（肌肉細胞的前體細胞）送出細胞核來達到更多的肌肉生長。這個階段稱為「肌肉生長預備期」，目前仍在進行相關研究，但花費時間可能長達數週以上。另外，利用數週的時間慢慢將訓練量和強度推高，可以達到非常好的效果，對於肌肉生長的刺激是短期訓練無法達到的。如果要得到最好的肌肉生長刺激，你就必須訓練數週的時間。假如肌肉生長階段在達到這種刺激更強的訓練量和強度前就結束，你的肌肉生長潛能就會浪費掉一大半。

維持體重建議

連續減重階段之間的維持

　　減脂階段後維持的目的是讓體重穩定，並慢慢從飲食控制帶來的疲勞恢復。隨著代謝和 NEAT 慢慢回歸正常，增加熱量攝取讓我們能在飲食控制後的恢復階段維持等熱量狀態（見圖 9.6）。解決一個減脂飲食階段帶來的負面改變以後，就可以開始下一個減脂飲食階段。如果在完全恢復以前就開始下一個減脂階段，可能讓低熱量飲食的所有風險更快出現且影響更大，這樣會降低成功機率，且增加體重反彈的機會。對於持續減重而言，減脂飲食後的過渡階段就和飲食本身一樣重要。

　　在飲食階段結束的過渡期中要讓身心完全恢復，通常要花減脂階段的三分之二倍至一倍的時間。如果飲食控制強度較高，或經過連續多個減脂和維持階段後，過渡期可能要再延長。維持期持續時間需求當然也會因人而異。如果你比較愛吃、曾經增重過，或者有過溜溜球效應（透過飲食快速減重然後體重又反彈回來），我們強烈建議你的維持階段至少要和之前的減脂階段一樣長。這樣做確實要花更多時間才能達到減重目標，但不這麼做的代價是體重反彈且永遠達不到目標，所以多花些時間確實值得。

　　必須先從減脂階段恢復，再開始下一個階段。每個人的恢復需求不一樣，所以我們可以用一些方法來評估自己的恢復程度以及維持階段的持續時間。吃東西帶來的愉悅感是從減脂階段恢復程度的良好指

標。如果你仍覺得現在乏味的食物很好吃，而且作弊餐或點心還是能讓你上天堂，就表示你維持階段持續的時間還不夠。如果你還是整天都想著食物，而且提前一週詳細規劃你的放縱日，就表示你還沒準備好開始下一個減脂階段。你必須回到正常飲食（以健康食物為主，偶爾放縱及吃些零食），並不再整天想著食物或對食物近乎成癮，你才可以準備開始下一個減脂階段。

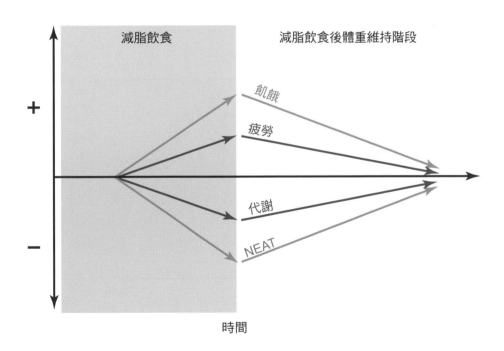

圖 9.6 持續數月的飲食計畫中，NEAT 和代謝下降同時飢餓和疲勞增加的理論圖表。這些過程的恢復會發生在飲食計畫之後的維持階段。

你也可以用體重穩定程度來評估自己是否準備好進行下一個減脂飲食計畫。如果你持續四週以上的每日熱量攝取量，大約都和維持體重的預期熱量差不多，而且體重也都維持穩定，就表示你恢復得相當不錯。

另一個明顯的指標是在週末的放縱後（水腫消散以後），你的體重會立刻回到週間的體重範圍。如果你仍然必須限制熱量攝取，才能達到你的體重維持範圍或是比放縱週末多一兩公斤的體重，就表示你的能量消耗的恢復程度可能還不足以開始下一次飲食計畫。

即使你並未展現任何飲食疲勞導致的行為，也能夠以預期的熱量攝取來維持體重，我們還是建議至少等待至先前減脂階段三分之二的時間，再開始下一次飲食計畫。畢竟從長遠的角度來看，省下幾週恢復時間所帶來的好處，還是無法彌補恢復不夠所可能帶來的挫折。

如果你發現體重維持階段非常辛苦、體重反彈超過預期，並需要極長的時間才能從飲食計畫中恢復，你可能要考慮長時間休息，先不要進行飲食計畫，並採取較保守的減脂階段。很多人都認為必須在減脂的過程中盡可能設定最高的目標，但是我們常常在備受推崇的飲食計畫、實境秀減脂速率，以及社群媒體的轉變照片上看到短期內非常快速且極端的轉變，甚至比我們建議的最高減脂速率快上許多。這些例子通常都有不為人知的背後，就是體重反彈的速率會非常可怕。我們必須不斷強調，如果要達到長期減重的目標，**一定要有耐心**。

⊕ 增肌與減脂階段之間的維持階段

增肌階段過後，至少要進行一個月的維持階段，再開始低熱量飲

食。這段時間足以讓適應點調整，並且至少執行一次低訓練量的中週期，讓身體重新找回對大量訓練的敏感度。比起只對一般健康和體型有興趣的人，力量型運動員在增肌階段之後應花更多時間來維持，因為增肌所帶來的肌力成長，必須多花點時間透過低訓練量的肌力中週期漸進訓練，才能展現出來。

　　力量型運動員應至少等待兩個月才能開始減脂飲食，而較難增肌和維持肌肉的人應考慮延長增肌和減脂飲食之間的維持階段，因為較長的維持階段可以降低肌肉流失的風險。

⊕ 不同增肌階段之間的維持階段

　　在不同增肌階段之間安排維持階段來取代減脂，只適合長時間攝取高熱量又不會大幅增加脂肪的初學者。這時候可以安排等熱量階段搭配較低的訓練量（為了讓身體找回對訓練的敏感度），然後再開始下一個增肌階段，中間不需要安排減脂，而低訓練量的等熱量階段應持續至少一個中週期（大約四到六週）。除了會佔用下一個高熱量、高訓練量增肌階段的時間以外，我們認為較長時間的低訓練量階段幾乎沒有壞處。

增肌、減脂的營養週期化

長期增肌的週期化

　　在同一個增肌階段中達到多數的力量或體型目標不太可能。對於

多數人來說，這是數年甚至數十年的過程，需要週期化的飲食階段，並以健康且有效率的方式完成。以增肌而言，每個階段增加 3% 自身體重的肌肉組織，大概就是非完全初學者的上限。這裡談的不是總體重的增加，也不是脂肪或水分的增加，而是總體重中肌肉比例的增加。如果總共要增加超過 3% 自身體重的肌肉組織，就應規劃數個增肌階段，中間穿插維持與減脂階段。

如同先前討論，影響增肌階段持續時間的兩個主要因子，是脂肪累積與需要低訓練量的階段。在較長的減脂階段中，適應點尚未轉變就流失新的肌肉，是一個較小但相當實際的考量。針對這個問題，可以嘗試兩個主要的增肌週期化策略。比較保守的做法是先安排一個增肌階段，緊接著一個維持階段以建立新的適應點並透過少量訓練讓身體找回對訓練的敏感度，然後再開始減脂階段。

如果採用這種方法，一位體重 68 公斤的運動員可能在十二週增加 6% 自身體重，讓體重來到 72 公斤。經過四週的體重維持階段後，這名運動員可以進行八週的減脂飲食並減去 4% 自身體重的脂肪，讓體重來到 69 公斤，使得體脂率與整體計畫開始時差不多。這樣一來，這名運動員在二十四週內增加 1 公斤（2% 自身體重）的肌肉組織，對於剛成為中階者的人來說是很理想的結果。

長期增肌的第二種方法採取更短、更積極的減脂階段，稱為「迷你減脂階段」，安排在數個增肌階段之間。同樣以體重 68 公斤運動員要在十二週增加到 72 公斤為例，這次一開始不執行維持階段，而是直接開始四週的迷你減脂階段，其中每週大約減去 1% 自身體重，接著再進行下一個增肌飲食階段。迷你減脂階段的做法較為積極，會

促進之後的體重反彈，讓這名運動員在下一輪的高熱量飲食中更容易增肌。使用這個策略所增加的肌肉和減去的脂肪都和上述的方法差不多，但時間從二十四週減少為十六週。「迷你減脂階段」由於手段較為積極，在肌肉流失的風險上比傳統策略高一些，但是省下來的八週可以彌補可能的肌肉流失，也能成為長期肌肉生長計畫的一部份。

　　對於只執行少數增肌階段的人，或是在特定年度必須限制訓練量的運動員而言，傳統週期化可能是最好的辦法；而對於注重體態的運動員，或是想長期盡可能增肌的人而言，迷你減脂階段策略可能比較有益。不過就算使用迷你減脂階段的週期化策略，偶爾還是需要長期、傳統的減脂與維持階段。如果想更瞭解迷你減脂階段的結構和建議，請參考我們的電子書《迷你減脂階段手冊》（*Minicut Manual*）（請上 renaissanceperiodization.com 網站。）

長期減脂的週期化

　　如果想減去超過 10% 自身體重，或想執行多次保守飲食計畫來減去 10% 自身體重，就必須執行一系列飲食計畫，並在中間穿插維持階段。短期與長期減脂目標的執行有一個很大的不同，就是減脂階段之間是否有過渡的維持階段。如果只執行一個減脂階段，維持階段的任務就是慢慢提高食物攝取，並維持舒適、彈性的等熱量飲食。如果執行數個減脂階段，則每個減脂階段會越來越困難，而維持階段將需要更小心與更多時間。即使減脂階段之間的維持做得很好，有時候還是會因為連續的階段而產生飲食疲勞。也就是說，連續執行減脂和維持

階段的時間越長，就必須花更多時間和心思在維持階段。

假設你的體重是 113 公斤，而你的健康體重目標是 79 公斤，你的第一個減脂飲食可能會讓你在十二週後減到 102 公斤（最大的 10% 自身體重降幅）。你可能會很想繼續減重，在增加熱量攝取和維持階段只花了最低標準時間來恢復，也就是減脂階段的三分之二（八週）。

這個階段體重稍微上升很正常，所以你下一個十二週減脂飲食的起點將是 104 公斤。由於起始體重比上個階段更低，加上仍受到飲食疲勞的影響，在這個階段你只會減去 9 公斤的體重。為了確保第三個飲食階段成功且持久，你可能必須花整整十二週的時間來維持，然後再開始較短的八週減脂階段。這次你將再減去 8 公斤（7% 自身體重）來到 87 公斤。目前你已在整整一年的時間減去 26 公斤，非常接近 79 公斤這個目標。此時建議先執行較長的維持階段（六個月以上），再往目標做最後衝刺。

我們在復興週期（Renaissance Periodization）與數十萬名客戶合作的經驗中發現，執行飲食計畫超過一年（即使是維持階段也一樣）的人，最後都會失去動力且體重反彈。如果要達到更完整的恢復，每次減脂飲食後的維持階段應該越來越長。完整的恢復才能讓接下來減重的效率更好，並維持減重效果。許多人覺得這種方法速度太慢，很令人挫折，但要讓效果永久持續下去，幾個月的等待很值得。

在我們的範例中，你可以維持體重 87 公斤整整六個月，再開始往 79 公斤邁進。你可以把維持在 87 公斤的這幾個月想像成攻頂聖母峰前的最高營地，如果我們到達這個營地後只休息五分鐘就匆忙攻頂，很可能導致失敗，而且後果會很嚴重。我們的身體可能還沒從先前爬

山的過程中恢復，也還沒適應這個新的海拔高度。人生中面臨的狀況和責任就和山區天氣一樣難以預測，幾乎一定會遇到挫折和拖延；換句話說，進步過程不可能盡如人意。你在最高營地時就能看到山頂，就像你維持 87 公斤的時候會覺得 79 公斤唾手可得，但是請相信我們，這時候太過急躁導致無法達到目標的話，就太不值得了。

重點整理

> 增肌和減脂的過程應採用週期化（適當規劃與實行）。

> 大部分情況下，建議每週以 0.5% 至 1.0% 自身體重的速率減重，持續時間則是六至十二週。

> 大部分情況下，建議每週以 0.25% 至 0.5% 自身體重的速率增重，持續時間則是六至十六週。

> 多個減脂飲食階段之間的維持階段，持續時間應為先前減脂階段的三分之二到一倍，而且在連續執行多個減脂和維持階段時，持續時間應漸漸增加。

> 長期增肌的策略通常包含一個增重週期，接下來則是維持與減脂，然後再開始增重。

> 長期減脂的策略通常包含數個減重階段，中間穿插維持階段，直到達到身體組成的目標。

⑩

設計飲食計畫

DESIGNING YOUR DIET

我們已經討論過改善身體組成與表現的基本飲食原則,現在將一步步建立並調整你專屬的飲食計畫。

第 1 步:計算熱量

如同先前討論,要透過飲食來改善體重和表現,最重要的面向就是「熱量平衡」。設計飲食計畫的第一步就是估算熱量攝取需求。我們建議先設計等熱量飲食,然後再視需求調整為增肌或減脂飲食。在決定熱量需求的所有要素中,最有參考價值的是體重和活動程度,瞭解這兩個要素就足以讓我們估計每日熱量需求。測量體重過後,我們可以將每日活動程度大致分為四個等級,依序如下:

- 無訓練日
- 少量訓練日
- 中量訓練日
- 大量訓練日

⊕ 無訓練日

整天都沒有任何正式運動。

⊕ 少量訓練日

少量訓練日的訓練通常持續一小時左右。如果是在室溫下進行訓練，完成後應該會稍微流點汗。就算使用的重量很重，本日訓練感覺起來也相對輕鬆，因為訓練負荷很小。對於大部分體型的人而言，少量訓練日的熱量消耗大約在 300 大卡以下。

⊕ 中量訓練日

中量訓練日的訓練通常持續一至兩小時，中間幾乎沒什麼休息時間。如果是在室溫下進行訓練，你的衣服會因流汗而溼一大半。中量訓練會比少量訓練感覺困難許多，而對於大部分體型的人而言，平均熱量消耗大約是 500 大卡。中量訓練可能會在代謝訓練之後做重量訓練，總共大約十至二十五組，並訓練大肌群，例如背、胸、腿，或推、拉等訓練。

⊕ 大量訓練日

大量訓練日的訓練通常會超過兩小時。如果是在室溫下進行訓練，你的衣服會因為流汗而全溼。對於大部分體型的人而言，熱量消耗大約是 1,000 大卡。本日訓練會對心理造成很大挑戰，訓練動作可能多達二十五組以上，包含下半身或全身的大量訓練，以及在同一次訓練中結合肌力、舉重、代謝等訓練。

表 10.1 說明各個體重範圍和活動程度下，維持體重所需的熱量估計。這些初步估計不需要非常精準，因為你開始追蹤體重以後，就可以用體重數據來調整飲食，並針對維持體重設定更精準的熱量數字。

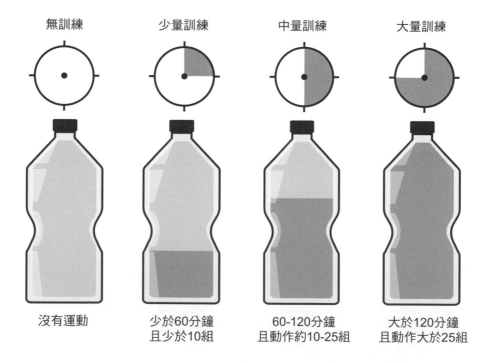

無訓練	少量訓練	中量訓練	大量訓練
沒有運動	少於60分鐘 且少於10組	60-120分鐘 且動作約10-25組	大於120分鐘 且動作大於25組

圖 10.1　將每日活動分為無訓練、少量訓練、中量訓練、大量訓練的簡易指引。從無訓練日到大量訓練日，心理挑戰、流汗多寡、訓練時間以及訓練組數都會增加。

體重（公斤）	體重維持概略熱量需求			
	無訓練日	少量訓練日	中量訓練日	大量訓練日
45-50	1300	1500	1700	1900
51-60	1500	1700	1900	2100
61-65	1700	1900	2100	2300
66-70	1800	2000	2250	2450
71-80	1900	2100	2400	2600
81-85	1950	2200	2500	2750
86-95	2000	2300	2600	2900
96-105	2150	2500	2800	3100
106-115	2300	2700	3000	3300
116-125	2500	2900	3250	3600
126-135	2700	3100	3500	3900

表 10.1　各體重範圍在無訓練、少量訓練、中量訓練、大量訓練日每日等熱量需求的估計值。這些資料是根據活動程度互異且體型不同的受試者的平均數值來估算。此表列出的熱量建議可當作設計體重維持飲食計畫的起始，但應根據體重變化結果來調整。

每日熱量需求變異

　　並非所有的無訓練日都一樣。同樣是無訓練日，你可能坐一整天工作，晚上回家後也一直坐在沙發上看電影；或者你在工作場合整天

都站著，然後晚上去約會，並在沙灘上散步幾個小時。這兩種無訓練日的熱量需求差別很大，而在這些休息日也必須增加熱量攝取，以達到非運動活動的熱量需求。同理，訓練量也不會只有三種分類（少量、中量、大量）。在現實生活中，訓練造成的熱量輸出是一個光譜。我們列出的熱量建議是根據每種類別的平均範圍，這些建議是為多數人設計的。不過如果你知道自己在某個類別中會偏向高端或低端，就要據此追蹤體重並調整熱量攝取（我們稍後就會討論）來配合飲食計畫。

許多研究指出，多數人會高估自己消耗的熱量，所以在評估你的訓練時，要看清楚少量、中量、大量訓練日的標準，並確保你的訓練完全符合各分類的描述。準備減脂飲食的時候，如果不確定自己的訓練分類，保守起見就是選擇比較少量的分類。如果最後減重的速度過快，只要多攝取點食物就可以解決；如果需要增重，保守的做法就是選擇較大量的訓練分類，就可以避免維持體重造成浪費時間。如果判斷錯誤，發現自己增重速度太快，一樣可以減少食物攝取來快速解決問題。

熱量分配範例

討論設計飲食計畫的步驟時，我們將以一名體重 70 公斤，正開始減脂飲食並為了體態而做重量訓練的女性為例。我們會先根據她的體重和訓練時程來計算維持體重所需的熱量：

- **週一、週三、週五**：兩個半小時的訓練，包含有氧運動暖身和三十個訓練組。
- **週二、週四**：一個半小時的訓練，包含有氧運動暖身和十五個訓練組。
- **週六、週日**：休息／無訓練日。

　　根據圖 10.1 的訓練日分類，以及透過她的體重與活動量從表 10.1 決定熱量需求，我們範例這位女性如果要維持體重，每日熱量攝取應為：

- **週一、週三、週五**：2,450 大卡（大量訓練日）
- **週二、週四**：2,250 大卡（中量訓練日）
- **週六、週日**：1,800 大卡（無訓練日）

　　決定熱量以後，就可以在熱量限制範圍內調控第二重要的飲食原則：巨量營養素。

第 2 步：計算巨量營養素

　　決定維持體重所需的熱量後，就可以根據這些數值來分配巨量營養素。首先我們必須決定各種巨量營養素的理想比例，並考量各營養素之間的權衡，才能在熱量限制範圍內安排適當的數量。

蛋白質的計算

　　一般而言，蛋白質是促進身體組成與表現最重要的巨量營養素，因此在安排飲食中包含的巨量營養素時，應優先計算蛋白質。我們在第三章討論過，對於進行一般阻力訓練的人來說，建議每日每公斤體重攝取 2.2 公克的蛋白質。因此，我們為這位 70 公斤女性設定的蛋白質攝取量每日約為 155 公克。

碳水化合物的計算

　　我們在第三章討論過，碳水化合物的建議攝取範圍取決於運動種類，不同訓練階段和不同日子會需要不同的碳水化合物攝取量。對於任何喜歡運動或健身的人而言，每日攝取量應落在建議的平均範圍，但也要根據每日活動程度調整。

　　表 10.2 列出維持體重所需的碳水化合物建議初始攝取量。

訓練量	碳水化合物攝取下限 （每日每公斤體重）	碳水化合物建議初始攝取量 （每日每公斤體重）
無訓練日	0.7g	1.1g
少量訓練日	1.1g	2.2g
中量訓練日	2.2g	3.3g
大量訓練日	3.3g	4.4g

表 10.2　各種訓練分類的碳水化合物每日建議初始攝取量。

執行維持階段飲食時，我們建議碳水化合物攝取量不要低於表中的下限。另外，只要蛋白質和脂肪攝取有達到最低建議量，多攝取一點碳水化合物也沒關係。表 10.2 右欄的碳水化合物建議攝取量是一個很好的開始。

脂肪的計算

計算完蛋白質和碳水化合物以後，你的脂肪也計算完畢，只要把剩下來的熱量分配給脂肪就可以。以我們這位 70 公斤女性為例，無訓練日使用碳水化合物建議初始攝取量的計算如下：

　　　她的蛋白質攝取是 155 公克，而每公克蛋白質有 4 大卡的熱量，所以她會從蛋白質攝取 620 大卡的熱量。她的碳水化合物攝取是 70 公斤 ×1.1 公克 =77 公克，而每公克碳水化合物有 4 大卡的熱量，所以她會從碳水化合物攝取 308 大卡的熱量。不算脂肪，目前總熱量數是來自蛋白質的 620 大卡與來自碳水化合物的 308 大卡，總共是 928 大卡。這位 70 公斤女性在無訓練日可以攝取 1,800 大卡的熱量，而 1800 － 928 ＝ 872 大卡，表示她大約可以攝取 97 公克的脂肪（每公克脂肪有 9 大卡的熱量）。

記得重複確認最後的脂肪計算，至少要達到每日每公斤體重 0.7 公克，才能維持健康。如果這種脂肪計算方法最後會讓攝取量低於下限，就必須重新評估，並將一些碳水化合物換成脂肪。

計算巨量營養素之間的權衡

喜歡健身但沒有在參加比賽的人，較有空間根據喜好來分配脂肪和碳水化合物的熱量比例。如果他們喜歡，可以將碳水化合物攝取量降到下限左右，並提高脂肪攝取量；不過有些運動員即使在非比賽期間的訓練也必須保持高水準的運動表現，而且沒辦法像純粹健身愛好者一樣，可以為了減重而大幅犧牲運動表現。如果你必須在減脂飲食仍保持高水準的表現，在訓練日犧牲脂肪，將更多熱量分配給碳水化合物是一個很好的策略。假設我們的範例運動員必須維持高水準表現，現在我們要計算她在大量訓練日的碳水化合物攝取上限，先從熱量和蛋白質需求以及最低脂肪攝取量（第三章討論過）開始計算。用這種方法，我們可以在確保蛋白質和脂肪都達到最低建議攝取量的情況下，讓她盡可能多攝取碳水化合物。

① **總熱量分配**：2,450 大卡

② **總蛋白質需求**：155 公克

　155 公克蛋白質 × 每公克 4 大卡＝ 620 大卡來自蛋白質

③ **最低脂肪攝取**：每日每公斤體重 0.7 公克

　70 公斤 ×0.7 ＝每日 49 公克脂肪

　49 公克脂肪 × 每公克 9 大卡＝大約 441 大卡來自脂肪

④ **脂肪＋蛋白質的熱量**：441 ＋ 620 ＝ 1,061 大卡

⑤ **總熱量減去脂肪和蛋白質**：2,450 － 1,061 ＝剩餘 1,389 大卡

　1,389 大卡 ÷ 每公克碳水化合物 4 大卡＝每日大約攝取 347 公克碳水化合物（每日每公斤體重大約 5 公克）

因此，對範例中的運動員而言，大量訓練日的碳水化合物攝取上限大約是 350 大卡，這個數字能讓她攝取足夠的蛋白質和脂肪，以維持必要身體功能、身體組成以及運動表現。如果你在執行減脂飲食時沒有維持運動表現的急迫需求，可以從表 10.2 的碳水化合物建議攝取量開始，接著在合理範圍內根據喜好調整，只要記得同步調整脂肪攝取量來控制每日總熱量即可。如果範例中 70 公斤的運動員採取碳水化合物建議攝取量，我們就能列出一週中每日的巨量營養素攝取量，如表 10.3 所示。

日	訓練量	總熱量（大卡）	蛋白質	碳水化合物需求	碳水化合物	脂肪
週一、週三、週五	大量訓練	2,450	155g	4.4×70	~310g	~65g
週二、週四	中量訓練	2,250	155g	3.3×70	~230g	~80g
週六、週日	無訓練	1,800	155g	1.1×70	~80g	~100g

表 10.3 根據範例運動員體重和活動程度設計的每日熱量與巨量營養素攝取。

請注意：如果你認真投入耐力訓練，請參考第十四章關於比賽日碳水化合物分配的詳細資訊。如果你執行飲食計畫已很有經驗，可以根據第三章低熱量飲食、高熱量飲食以及訓練種類的原則來調整蛋白質攝取。如果你每日訓練不只一次，較保險的做法是在 CCH 以內儘量攝取碳水化合物以達到最佳恢復，並參考第十三章針對一日數次訓練的相關細節。

第 3 步：決定飲食內容與時機

以下這些步驟將根據你的生活作息，幫助你達到飲食和巨量營養素時機建議（同時盡可能滿足你的個人喜好）：

1. 設定飲食數量
2. 安排早晨與睡前飲食
3. 安排訓練前與訓練後飲食
4. 根據飲食間隔調整蛋白質攝取量
5. 根據訓練時間調整碳水化合物攝取量
6. 脂肪攝取要避開訓練時間
7. 考慮在訓練中補充營養

以 70 公斤運動員為例來檢視這些步驟：

STEP1 設定飲食數量

我們在第四章討論過，每日四至六餐最能配合多數人的身體狀況，且同時兼顧現實生活中的依從程度。如果你每日訓練不只一次，我們建議你多吃幾餐，因為每次訓練前後都會需要補充能量。我們範例中的運動員每日將攝取五餐。

STEP2 安排早晨與睡前飲食

　　起床的時候，你正處於肌肉組織高度分解的斷食狀態，並不利於恢復。我們建議起床之後盡快吃東西，所以我們將第一餐安排在起床後一個小時以內。同理，睡前吃東西，有助於減少身體在睡眠時所經歷的斷食狀態時間，我們會把每日最後一餐安排在睡前一小時以內。表 10.4 說明範例運動員的時間安排，她的早晨與睡前飲食也根據起床與睡眠時間來安排。以下以她的大量訓練日做為第一個例子。

	週一	週二	週三	週四	週五	週六	週日
起床時間	7:00am	7:00am	7:00am	7:00am	7:00am	9:00am	9:00am
訓練時間	5:00pm	5:00pm	5:00pm	5:00pm	5:00pm		
睡眠時間	11:00pm	11:00pm	11:00pm	11:00pm	11:00pm	11:00pm	11:00pm

飲食數量	大量訓練日飲食時間	無訓練日飲食時間
1	7:30am	9:30am
2		
3		
4		
5	10:00pm	10:00pm

表 10.4 設定飲食時機。第一步是在起床後盡快安排第一餐，以及在很接近睡眠的時間安排睡前飲食。灰色格子代表每個步驟新加上去的資訊。

STEP3 安排訓練前與訓練後飲食

訓練前與訓練後飲食必須妥善安排，才能達到最好的效果。訓練前飲食應在至少訓練前半小時攝取，以避免腸胃不適，但不應早於訓練前四小時，否則能量提供和抗分解效果會受影響。為了避免訓練引發的肌肉流失並支持訓練後的恢復，訓練後飲食應在結束後一小時以內攝取。表 10.5 根據範例運動員下午五點的運動時間列出飲食時間：

飲食數量	大量訓練日飲食時間	無訓練日飲食時間
1	7:30am	9:30am
2		
3	3:00pm（訓練前飲食）	
4	7:30pm（訓練後飲食）	
5	10:00pm	10:00pm

表 10.5 設定飲食時機。安排早晨與睡前飲食後，下一步就是訓練前與訓練後飲食。灰色格子代表每個步驟新加上去的資訊。

現在訓練日只剩一餐的時間要安排，其實相當單純。我們必須盡可能讓一日中的蛋白質可以平均攝取，所以建議將第二餐的時間放在早上七點半和下午三點的中間（大約早上十一點到十一點半），雖然實際上範例運動員的午餐時間可能落在中午十二點。幸運的是，中午十二點攝取第二餐不會讓飲食間隔變得太長（超過五小時），而既然中午吃飯比較方便，對飲食依從可能更理想，而且沒有什麼壞處。

在她週末無訓練的兩天，只需注意平均分配飲食時機就好，頂多在較飢餓的時候提升飲食數量並減少間隔。舉例來說，如果她晚上比較容易餓，我們可以讓第一餐與第二餐間隔四小時，第二餐與第三餐間隔三個半小時，剩下幾餐都間隔三小時，這樣的安排讓她晚上比較不會感到飢餓，可以促進飲食衣從。以上安排如表 10.6 所示。

飲食數量	大量訓練日飲食時間	無訓練日飲食時間
1	7:30am	9:30am
2	12:00pm	1:30pm
3	3:00pm （訓練前飲食）	5:00pm
4	7:30pm （訓練後飲食）	8:00pm
5	10:00pm	10:00pm

表 10.6 設定飲食時機。安排完起床、睡前、訓練前、訓練後飲食時間後，接著注意飲食間隔，就能安排剩下的飲食時機。休息日因為沒有訓練，所以這種方法適用於起床和睡前飲食以外的其他餐。灰色格子代表每個步驟新加上去的資訊。

STEP4 根據飲食間隔調整蛋白質攝取量

將蛋白質的攝取平均分配在每一餐，可以讓你在準備餐點時變得更容易，所以多數情況我們都建議這麼做。以範例運動員的蛋白質需求為例，大約 154 公克的蛋白質要分配到五餐，也就是一餐大約 31 公克。為了更單純並在睡前這種飲食間隔較長的時間安排較多的蛋白質，我們可以在第一餐到第四餐都安排 30 公克，而最後一餐則安排 34 公克，如表 10.7 所示。

　　另一種方法是在較長飲食間隔的前一餐加入較多蛋白質，並在較短飲食間隔的前一餐減少一些蛋白質，雖然這樣會讓準備餐點的過程複雜一些。我們確實有辦法算出每小時的蛋白質需求，並根據飲食間隔來精準安排每餐的蛋白質公克數，但這種做法在大部分情況下同樣過於複雜，可能比較適合需要二十四小時不睡、時程安排較特殊或飲食間隔較極端的人。

飲食數量	大量訓練日		無訓練日	
	飲食時間	蛋白質攝取（共 155g）	飲食時間	蛋白質攝取（共 155g）
1	7:30am	30g	9:30am	30g
2	12:00pm	30g	1:30pm	30g
3	3:00pm（訓練前）	30g	5:00pm	30g
4	7:30pm（訓練後）	30g	8:00pm	30g
5	10:00pm	35g	10:00pm	35g

表 10.7　安排各餐的蛋白質。多數情況下，蛋白質可以平均分配在各餐（除非飲食間隔少於三小時，這樣每餐就需要更多的蛋白質；或是飲食間隔多於六小時的話，每餐需要的蛋白質則會減少）。如果飲食時機較為極端（未列於此表），則可以計算每小時蛋白質需求，以支持較短或較長的飲食間隔。灰色格子代表每個步驟新加上去的資訊。

STEP5 根據訓練時間調整碳水化合物攝取量

各餐的碳水化合物應根據訓練窗口來分配。表 10.8 提供約略的基本初始分配量。

飲食數量	飲食時間	每日總碳水化合物攝取比例
每日四餐	訓練前飲食	25%
	訓練後飲食	35%
	睡前飲食	25%
	其他餐	剩下一餐分配 15%
每日五餐	訓練前飲食	20%
	訓練後飲食	30%
	睡前飲食	20%
	其他餐	剩下兩餐分配 30%
每日六餐 （及訓練一次）	訓練前飲食	18%
	訓練後飲食	25%
	睡前飲食	18%
	其他餐	剩下三餐分配 39%

表 10.8　各餐的碳水化合物分配應將訓練納入考量，接近訓練時應攝取較多碳水化合物。本表列出不同餐數情況下的建議每日碳水化合物攝取比例。

確切的分配可根據一日中訓練時間的早晚來修正，但以上提供的數字是很好的概略起始數字。為了方便起見，當然也有修正的空間。舉例來說，準備餐點時，以 50 公克、50 公克、25 公克、25 公克來計算碳水化合物，會比 61 公克、48 公克、22 公克、19 公克之類的還要容易，而且實際差距也不顯著。如果我們將表 10.8 的資訊用來分配「大量訓練日」的總碳水化合物（310 公克），就可以在範例中填入訓練日各餐的碳水化合物攝取量，如表 10.9 所示。

飲食數量	大量訓練日		
	飲食時間	每餐蛋白質攝取量（155g）	每餐碳水化合物攝取量（310g）
1	7:30am	30g	~15%：45g
2	12:00pm	30g	~15%：45g
3	3:00pm（訓練前）	30g	~20%：65g
4	7:30pm（訓練後）	30g	~30%：95g
5	10:00pm	35g	~20%：60g

表 10.9　大量訓練日各餐的碳水化合物分配，我們使用表 10.8 的建議比例來為範例運動員估計每餐的碳水化合物公克數。灰色格子代表每個步驟新加上去的資訊。

　　無訓練日的碳水化合物可在各餐平均分配，或在特別餓的幾餐平均分配。我們從範例運動員的巨量營養素計算中得知，她在無訓練日的碳水化合物攝取大約是 80 公克，而且她在每日晚上時都會比較餓一些。把這些納入考量以後，我們就可以安排她的無訓練日碳水化合物攝取量，如表 10.10 所示。

飲食數量	無訓練日		
	飲食時間	蛋白質攝取 （共 155g）	碳水化合物攝取 （共 80g）
1	9:30am	30g	0g
2	1:30pm	30g	~25%：20g
3	5:00pm	30g	~25%：20g
4	8:00pm	30g	~25%：20g
5	10:00pm	35g	~25%：20g

表 10.10 無訓練日各餐的碳水化合物分配。我們使用表 10.8 的資訊來為範例運動員估計每餐的碳水化合物公克數，因為這天沒有訓練，各餐的碳水化合物可以大致平均分配，讓備餐過程更容易。灰色格子代表每個步驟新加上去的資訊。

STEP6 **攝取脂肪要避開訓練時間**

接近訓練時間的脂肪攝取原則與碳水化合物相反，我們在接近訓練時間要減少脂肪攝取，而且時間越接近，攝取量就要越少。決定各餐脂肪攝取的過程如表 10.11 所示。

訓練日	
飲食時間	每日總脂肪攝取比例
訓練前飲食	訓練前兩小時以內，攝取 10%； 訓練前四小時以內，攝取 20%
訓練中補充	0%
訓練後飲食	10%
其他餐	剩下的脂肪則平均分配在其他餐

表 10.11 各餐的脂肪攝取應將訓練納入考量，接近訓練時間的脂肪攝取量要減少。表中列出不同飲食型態的每日脂肪建議百分比。

將以上標準應用在我們的範例中（大量訓練日攝取 65 公克的脂肪）並取較好計算的脂肪公克數之後，我們將分配結果列在表 10.12。值得注意的是，訓練前和訓練後飲食分別安排了每日脂肪攝取量的 10% 以後，會有很高比例的脂肪分配到睡前飲食。這樣的安排有助於維持睡眠時的飽足感，但也不一定要這麼做。

在無訓練日，我們一樣將脂肪攝取平均分配在各餐，或純粹根據喜好來分配。我們之前討論過，範例運動員在休息日要攝取 100 公克的脂肪。我們會在當天較晚的幾餐多分配一些脂肪，以避免晚上感到飢餓，但其他餐的分配都相對平均，如表 10.13 所示。

飲食數量	大量訓練日			
	飲食時間	蛋白質攝取 （共 155g）	碳水化合物攝取 （共 310g）	脂肪攝取 （共 65g）
1	7:30am	30g	45g	~20%：15g
2	12:00pm	30g	45g	~20%：15g
3	3:00pm （訓練前）	30g	65g	~10%：5g
4	7:30pm （訓練後）	30g	95g	~10%：5g
5	10:00pm	35g	60g	~40%：25g

表 10.12　大量訓練日的各餐脂肪分配。我們使用表 10.11 算出範例運動員每餐攝取的脂肪公克數。灰色格子代表每個步驟新加上去的資訊。

飲食數量	無訓練日			
	飲食時間	蛋白質攝取 （共 155g）	碳水化合物攝取 （共 80g）	脂肪攝取 （共 100g）
1	9:30am	30g	0g	10g
2	1:30pm	30g	20g	15g
3	5:00pm	30g	20g	25g
4	8:00pm	30g	20g	25g
5	10:00pm	35g	20g	25g

表 10.13　無訓練日的各餐脂肪分配。我們使用表 10.11 算出範例運動員每餐攝取的脂肪公克數。因為這天沒有訓練，各餐的脂肪分配可以大致均衡，讓備餐過程更容易。灰色格子代表每個步驟新加上去的資訊。

STEP7 考慮在訓練中補充營養

　　辛苦訓練後，補充營養可以提供微小但明顯的益處。安排補充營養的時候，將訓練前飲食的蛋白質和碳水化合物除以二，然後將這一半分配到訓練中的補充營養。不過只有你進行的是超過一小時的中量或大量訓練，否則不一定要在訓練中補充營養。表 10.14 列出包含訓練中補充營養的飲食計畫。

飲食數量	大量訓練日			
	飲食時間	蛋白質攝取（共 155g）	碳水化合物攝取（共 310g）	脂肪攝取（共 65g）
1	7:30am	30g	45g	15g
2	12:00pm	30g	45g	15g
3	3:00pm（訓練前）	15g	35g	5g
營養補充	5:00-7:00pm	15g	30g	0g
4	7:30pm（訓練後）	30g	95g	5g
5	10:00pm	35g	60g	25g

表 10.14 在大量訓練日的訓練中補充營養。將訓練前飲食的蛋白質和碳水化合物除以二，並以乳清蛋白和液體碳水化合物的形式在訓練中攝取。灰色格子代表每個步驟新加上去的資訊。

第 4 步：注意食物組成

　　為了你的健康，我們強烈建議你攝取的熱量主要來自天然食物，且儘量不要攝取加工食品。當然有一些例外，例如植物蛋白質來源，以及接近訓練時間攝取的高升糖指數碳水化合物。「加工」過後的植物蛋白質通常能促進消化，對健康有益。經加工的高升糖指數碳水化合物則是消化速度較快，好處是訓練後可快速將葡萄糖運送至肌肉中。以下是各巨量營養素中的建議食物清單：

⊕ 優良蛋白質（低脂蛋白質）來源清單：

- 雞胸肉或火雞胸肉、魚類和貝類
- 豆腐與其他低脂豆類產品
- 真菌蛋白
- 瘦牛肉與其他瘦肉
- 蛋白
- 脫脂或低脂乳製品

⊕ 蔬菜清單：

- 綠花椰菜
- 菠菜
- 萵苣
- 洋蔥
- 番茄

- 胡椒
- 蘆筍
- 櫛瓜
- 南瓜
- 白花椰菜
- 芹菜
- 胡蘿蔔
- 小黃瓜

⊕ 健康碳水化合物來源清單：

- 水果
- 全穀物麵包
- 全穀物米飯
- 燕麥
- 番薯
- 義大利麵
- 玉米
- 全穀物餅乾與捲餅

⊕ 訓練後建議攝取的高升糖指數碳水化合物清單：

- 水果棒
- 夾心餅乾
- 兒童麥片

- 低脂烘焙食品
- 脫脂糖果
- 白米飯
- 白麵包

⊕ **健康脂肪清單：**

- 堅果
- 堅果奶油
- 芥花油
- 橄欖油
- 亞麻籽油
- 酪梨

　　為了健康，我們建議攝取蔬菜以及富含纖維素、維生素、礦物質、植化素的天然食物。攝取高纖、體積大的蔬菜可以在減脂飲食時帶來更多的飽足感；低纖、體積小的食物在訓練前攝取能避免腸胃不適，在訓練後攝取也較容易吸收，因此接近訓練時間時建議儘量不要攝取蔬菜。

　　我們也建議攝取優良蛋白質。最健康的脂肪來源是單元不飽和脂肪酸和多元不飽和脂肪酸。動物性脂肪通常都屬於飽和脂肪，雖然偶爾攝取脂肪含量較高的肉不會造成什麼傷害，但不建議攝取太多飽和脂肪。攝取脂肪含量較高的肉也會讓巨量營養素的計算更為複雜。根據巨量營養素需求來選擇食物時，我們必須記住：幾乎所有食物都不

只含有一種巨量營養素。舉例來說，精瘦的牛排多半都是蛋白質，但當然也包含一些脂肪；義大利麵多半都是碳水化合物，還有一些蛋白質。你可以用一些方法來調整這些「附屬巨量營養素」，例如只需要輸入資料，有些追蹤巨量營養素的應用程式和網站就會幫你計算主要和附屬巨量營養素，唯一的問題是你會比較難分辨多少蛋白質來自高品質且完整的食物來源，以及多少來自於穀物和堅果。如果你在備餐的時候使用計算器來計算巨量營養素，請確保多數的蛋白質來自高品質的來源。

如果你覺得每項食物都要輸入太麻煩，可以嘗試以下這個計算方式：**大約每 70 公斤體重，就減去每餐中 5 公克的各種巨量營養素需求**。舉例來說，如果你的體重是 70 公斤，每餐需要攝取 30 公克的蛋白質、45 公克的碳水化合物以及 10 克的脂肪，就選擇含有 25 公克蛋白質、40 公克碳水化合物以及 5 公克脂肪的食物。如果體重是 140 公斤，就把數字加倍（也就是每種巨量營養素減去 10 公克），以此類推。這樣一來，你大概就能攝取足夠的附屬巨量營養素，而且攝取份量也會接近實際的巨量營養素需求，達到有效率的飲食，在長達數週的飲食計畫中尤其管用。

考量食物組成後，我們範例運動員的飲食範例如表 10.15 所示。

飲食數量	大量訓練日			
	飲食時間	蛋白質攝取（共 155g）	碳水化合物攝取（共 310g）	脂肪攝取（共 65g）
1	7:30am	蛋白（30g）	吐司（45g）	蛋黃（15g）
2	12:00pm	火雞＋起司（30g）	麵包／水果（45g）	起司（15g）
3	3:00pm（訓練前）	牛排（15g）	米飯（35g）	牛排（5g）
營養補充	5:00-7:00pm	乳清蛋白（15g）	開特力運動飲料（30g）	0g
4	7:30pm（訓練後）	脫脂牛奶和乳清蛋白（30g）	麥片（95g）	麥片（5g）
5	10:00pm	火雞絞肉（35g）	義大利麵（60g）	橄欖油（25g）

表 10.15 考量各餐巨量營養素需求以後，以 70 公斤運動員示範如何設計大量訓練日的食物組成清單。

第 5 步：加入補充品

　　補充品只會對飲食結果產生微小的影響，所以是否要在飲食計畫中加入補充品取決於個人喜好。如果考量和安排的因素變多會帶來壓力，因而影響你的依從程度，我們會建議不要增加任何補充品。不過長期下來，補充品帶來的小小影響也將積少成多，所以對於飲食設計其他面向已經駕輕就熟的老手而言，加入補充品可能相當有幫助。我們稍後將討論如何及何時攝取這些推薦的補充品。

咖啡因

　　如果你在減脂飲食中為了防止飢餓和增進專注力而攝取咖啡因，建議可在早上和中午各攝取一些咖啡因，只要確保第二次攝取不會影響睡眠就好。如果是為了在訓練中增加能量而攝取咖啡因，建議訓練開始前十五至三十分鐘攝取；而如果訓練時間比較晚，可嘗試攝取低劑量的咖啡因，或比訓練前半小時更早攝取咖啡因，並嘗試找出不會影響晚上睡眠的方法。如果你剛開始攝取咖啡因或已經一陣子沒攝取，我們建議一開始先慢慢來，每日增加 25 至 50 毫克的咖啡因攝取。一段時間後，你會對咖啡因的效果較不敏感，所以執行減脂飲食時可以逐漸增加劑量。我們建議你在覺得需要攝取更多咖啡因時，每日增加 25 至 50 毫克，且一次增加的幅度不要超過 50 毫克。適量的咖啡因攝取有許多益處，且對健康幾乎沒有風險，但建議避免一次攝取超過 300 毫克或每日攝取超過 1,000 毫克。如果攝取量接近這個程度，建議諮詢醫師。即使身體能夠容忍，大量的咖啡因攝取（尤其是接近睡眠時間時攝取）還是可能干擾睡眠並影響恢復。

　　我們也建議偶爾可以暫停咖啡因攝取，最好的時機是在維持階段或增肌階段，因為這時候可從食物獲得較多的能量，且飢餓程度較低。咖啡、茶、汽水、能量飲料都是不錯的訓練前咖啡因來源。但有些人可能比較沒辦法在訓練前攝取碳酸飲料，所以建議還是透過多方嘗試，找出最適合自己的咖啡因來源。

　　以下提供一個咖啡因攝取範例。範例中攝取量的增加和減少幅度都比較小，因為突然從高攝取量降到零可能導致頭痛和疲勞，而攝取

量增加太快則可能讓你焦躁和失眠。另外值得注意的是，咖啡因多半是在能量較低或訓練較困難的時候攝取較多。範例中咖啡因攝取時間用早上攝取（AM）、訓練前、下午攝取（PM）來表示。

- **增肌階段**（持續兩個月增加攝取量）：無咖啡因 → 25 至 50 毫克（訓練前）
- **維持階段**：暫停咖啡因攝取
- **減脂階段**（持續三個月增加攝取量）：25 毫克（AM） → 50 毫克（AM）＋ 25 毫克（PM） → 75 毫克（AM）＋ 25 毫克（訓練前）＋ 50 毫克（PM）
- **減脂後維持階段**（持續兩個月減少攝取量）：50 毫克（AM）＋ 25 毫克（PM） → 25 毫克（AM）

乳清蛋白

乳清蛋白是品質很高且消化速度很快的蛋白質，因此很適合在訓練中補充和訓練後攝取。若在訓練中補充，可以結合快速消化的碳水化合物（詳見〈碳水化合物配方〉）。在訓練前稍微喝一點點，訓練中喝三分之二，剩下的就在訓練結束後馬上喝完，這樣可以讓你在不會腸胃不適的情況下，取得足夠的營養素來促進訓練。乳清蛋白本身不適合取代任何其他飲食，但可以結合消化速度較慢的碳水化合物或脂肪，或跟酪蛋白混合以減緩吸收速度。

酪蛋白

　　酪蛋白是高品質但消化速度非常慢的蛋白質，而正是因為消化很慢，使得酪蛋白非常適合在較長的飲食間隔或睡前攝取。如果再加上脂肪、纖維或其他消化速度很慢的食物，可以進一步減慢酪蛋白的消化速度。接近訓練時，不建議以酪蛋白做為蛋白質來源。

肌酸

　　目前經研究證實安全且有效的肌酸型態只有水合型肌酸。幸運的是，這種肌酸在市場上很常見，也是最便宜的一種。我們建議一次使用肌酸的時間不要超過三個月，並且在每次使用期之間要間隔一個月。雖然一直持續使用是有效且安全的，但暫停可能會促進體內肌酸產生。肌酸必須每天不間斷攝取才能促進健身效果，如果一週只攝取兩三次則幾乎不會產生效果。持續攝取大約一週以後（建議體重每 45 公斤每日攝取大約 7 公克），肌肉中的肌酸才會滿載並產生效果。肌酸的攝取時間不重要，不過有些資料顯示搭配碳水化合物來攝取會有最好的吸收效果，而且在訓練後攝取也可能促進吸收效果。

　　肌酸在增肌階段和減脂階段最能發揮作用，所以如果你決定攝取肌酸，「維持階段」是理想的暫停時機。

　　攝取肌酸的期間，體重常常會上升 1% 至 3%，所以在開始追蹤低熱量或高熱量飲食階段的體重時，要先做好體重可能上升的心理準備。建議在執行飲食計畫前二至三週就開始攝取肌酸，這樣就能先得到穩定的基線體重數字，再開始追蹤體重變化。

碳水化合物配方

　　這兩種碳水化合物補充品都非常有效：消化速度非常快的碳水化合物，以及消化速度非常慢的碳水化合物。消化速度快的碳水化合物建議搭配乳清蛋白，很適合在接近訓練時攝取，例如開特力、Powerade 運動飲料和葡萄糖粉都屬於消化速度快的碳水化合物。這些碳水化合物當然也可以搭配果汁和椰子水，但消化速度會比特別配方的碳水化合物飲料慢很多，因此效果較不理想。

　　如果你需要可以取代正餐的碳水化合物補充品，可將 Waximaize 或類似的慢速消化碳水化合物結合酪蛋白粉形成補給飲品，用以取代正餐。在高熱量飲食的最後階段，用喝的方式來解決一餐是一個非常吸引人的做法；這個做法在旅行或沒有冰箱時也很方便，只需要攜帶乳清蛋白、酪蛋白以及 Waximaize 粉末，加點水後就成為非常理想的一餐。

綜合維生素和礦物質補充品

　　雖然綜合維生素和礦物質補充品無法取代天然食物中的營養素，不過在減脂飲食中攝取較少食物時，以及增肌飲食中最後不吃蔬菜的階段時，這些補充品還是相當有用。建議攝取劑量要達到綜合維生素補充品包裝上列出的標準。

Omega-3 脂肪酸補充品

EPA（二十碳五烯酸）和 DHA（二十二碳六烯酸）補充品是補充 Omega-3 的好選擇。也可以透過魚油來補充 Omega-3，但膠囊可能會變質，時間久了就會失效。美國心臟協會（American Heart Association，簡稱 AHA）建議每日攝取 1 公克的 EPA 與 DHA，不過實際數量還是必須取決於你攝取多少富含 Omega-3 食物，較為謹慎。建議可先依照補充品包裝上的標準來攝取。

以下表 10.16 示範如何將以上所有補充品加進大量訓練日的飲食計畫。

飲食數量	大量訓練日	
	飲食時間	補充品
1	7:30am	一餐加咖啡，並攝取綜合維生素、肌酸
2	12:00pm	Waximaize 粉加乳清蛋白，若沒時間吃飯，就喝酪蛋白飲料加堅果
3	3:00pm（訓練前）	一餐加茶
營養補充	5:00-7:00pm	乳清蛋白與葡萄糖粉
4	7:30pm（訓練後）	一餐搭配乳清蛋白，攝取所需蛋白質的一半
5	10:00pm	一餐搭配酪蛋白做為蛋白質來源，並攝取 Omega-3 補充品

表 10.16 　考量補充品選項和攝取時機以後，以 70 公斤運動員示範如何設計一日補充品清單。

重點整理

> 設計飲食的第一步就是根據體重和活動程度來估計每日熱量需求。

> 決定每日巨量營養素應佔多少熱量比例應首先考量蛋白質，因為蛋白質是三大巨量營養素中最重要且最無法改變的一項。

> 每日碳水化合物攝取取決於訓練量，而每天的攝取量可能不一樣。

> 每日脂肪攝取量取決於達成蛋白質和碳水化合物需求後，還剩下多少熱量可以分配（前提是要達到脂肪攝取最低標準，也就是每日每公斤體重 0.7 公克）。

> 對大多數人而言，每日的巨量營養素攝取應拆成四至六餐。

> 先計畫早晨、睡前、訓練前、訓練後的餐點，其他餐則可在整天時間中平均分配。

> 大部分情況下，蛋白質的攝取可平均分配於各餐。

> 接近訓練時間時，碳水化合物的攝取量應提高，脂肪攝取量應降低。

> 決定飲食數量和熱量之後，「食物組成」和「補充品選擇」是完成飲食計畫的最後一步。

　　如果你想瞭解你的營養選擇背後的科學原理，想要經驗豐富的博士和合格營養師來設計你的飲食，復興週期團隊隨時為你服務。

　　無論是我們優質、完全個人化的一對一飲食指導計畫，還是我們歷久彌新卻更能根據喜好調整的暢銷飲食模板，我們都會照顧你的需求。

　　若需要更多資訊，歡迎上 www.renaissanceperiodization.com 網站查詢。

11

追蹤體重並調整飲食

TRACKING YOUR WEIGHT AND ADJUSTING YOUR DIET

追蹤體重

　　進行飲食計畫的時候，代謝和其他補償機制的改變，會調整身體對熱量的需求。體重下降速度在減脂階段自然會變慢，這時候如果要維持相同的減重速率，就必須減少熱量攝取；體重上升速度在高熱量階段也一樣會變慢，而如果要繼續增重，就必須增加熱量攝取。如果要決定何時及如何調整你的飲食計畫，就必須監控進步過程。我們可以用一些比較宏觀的角度來評估進步過程，包括體脂率、衣服穿起來的鬆緊度、照鏡子看起來的樣子等等，但即時調整飲食需要更容易量

化的指標。有一個符合目標又非常容易執行的方式，就是「追蹤平均體重」。

　　不管是在高熱量或低熱量狀態，體內組織的重量都會持續改變，但由於水分重量的影響，只有追蹤數週平均變化才能準確測量。舉例來說，如果你正執行減脂飲食，而體重計顯示你一週下來增加了一公斤體重，實際情況卻可能是你的身體留住了兩公斤的水，但你的身體組織減少了一公斤。在這個情況下，體重計就無法確實反映減重的效果，因為水分重量會蓋過體內組織重量改變。

　　幸運的是，體內水分變化不太可能像身體組織重量變化一樣持續累積，所以開始飲食計畫數週或數月後，就可以用體重計上的數字來測量進步程度。舉例來說，這時候如果你每週持續減少一公斤體重，這時候水分重量的改變就不足以影響體重計上數字的變化。

　　建議使用兩到三筆體重資料來比較每週的平均體重。有人會每日測量體重，但其實沒有必要，也會增加額外的變因，導致更多壓力。體重計上的數字無法清楚顯示每日體重變化，而且看到這些數字會讓有些人壓力很大或是失去動力。此外，每次都應選在相同的情況下測量體重以避免額外變因，例如一早起來剛上完廁所但還沒吃早餐時，就是很好的量體重時機。

在維持階段追蹤體重

　　請想像我們這位體重 70 公斤的女性運動員正在執行為期六週的維持型飲食，她想讓每週平均體重維持在大約 70 公斤。為了避免因水

分重量改變而調整飲食，她必須將自身體重的正負 1.25% 設定為「可接受」的體重變化範圍。對於 70 公斤的人而言，1.25% 大約就是 0.8 公斤，也就是說 70 公斤的體重在維持階段時加減 0.8 公斤都不需要緊張。換句話說，只要每週平均體重沒有明顯變高或變低，體重維持在 69.2 到 70.8 公斤之間都可以接受。同樣重要的是，就算一次量體重發現數字超過這個「安全範圍」，也不需要緊張。當然，連續發生就可能代表是一種趨勢，但任何一次測量出來的體重數字，都可能因為很多原因成為極端值。觀察每週平均體重，比起任何單次體重數字都能更清楚顯示體重變化。

為了準確測量每週平均體重，我們的運動員決定每週測量體重兩次，分別在週二和週四。由於週二就在大量訓練日之後，而週五就在中量訓練日之後（如第十章所列），所以她知道週二的體重可能會比週五高一點點，因為週一晚上大量訓練後會攝取額外的碳水化合物，也會有較多的發炎反應（水腫）。

除了觀察每週平均體重以外，我們的運動員也會評估每週平均體重的變化。假設她一開始的體重是 69 公斤，接著在幾週以後慢慢增加到 71 公斤。雖然每次測出的體重都在可接受的範圍內，但她的體重確實在增加。此時每週平均體重持續上升，但相當接近 70 公斤。如果我們只評估平均體重，可能就看不出體重增加的趨勢。

我們要看的是每週平均體重的差異，這個差異應該要接近零。測得的體重範例都記錄在表 11.1，並做成圖表，如圖 11.1 所示。我們可以看到第一週到第二週的體重下降了 1.7 公斤，但在第二週和第三週、第三週和第四週之間，分別上升了 0.7 公斤和 0.9 公斤。以上體重變

化的平均接近零，所以完全不用擔心。整個六週時間下來，每週平均體重總變化是增加 0.02 公斤，連十分之一體重都不到，這個重量輕到一般體重計也測不出來。換句話說，我們的運動員確實成功維持體重。

週數	目標體重	週二	週五	本週平均體重	與上週的差異
1	70	70.5	70.8	70.7	
2	70	69	忘記量體重	69	-1.7
3	70	70.4	69	69.7	+0.7
4	70	71.2	70	70.6	+0.9
5	70	71	69.6	70.3	-0.3
6	70	70.9	70.6	70.8	+0.5
				平均變化	+0.02

表 11.1 追蹤等熱量飲食中的體重波動。表中列出目標體重與每週兩天測量體重的數值，一週的平均體重就是兩天的平均值。每週體重變化就是當週平均體重減去上一週的平均體重。六週的平均體重變化就是每週體重變化的平均。

如果光看第一週的平均體重（70.7）與第二週測量的數值（只有一個數字可以參考，因為週五忘記測量），她可能會認為自己減去了快兩公斤，如此一來她可能會提高熱量攝取以維持體重。不過在評估第三週的狀況之後，由於數字沒有改變，飲食完全不需要調整。換句話說，不需要因為一次的數字異常就急著調整。

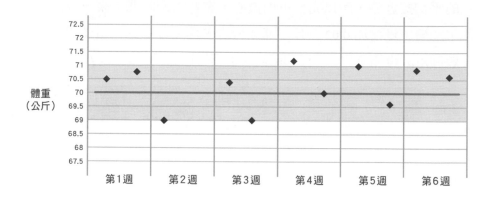

圖 11.1 為表 11.1 的體重測量資料（等熱量飲食）圖表。中間實線表示六週下來都維持 70 公斤的目標平均體重。陰影區域為等熱量飲食中體重的正常波動範圍，而黑色鑽石則代表一週兩次的體重測量數字。本圖呈現數週體重維持階段中正常體重波動狀況。

在增肌階段追蹤體重

在增肌階段中，我們可以設定每週的目標體重來配合預期的增重速率。我們一樣以 70 公斤女性運動員為例，試著在六週的時間內每週增加 0.5% 自身體重，也就是每週增加 0.35 公斤。只要體重有持續上升的趨勢，而且每週增加的平均大約是 0.35 公斤，就算每週有些波動，我們也會知道她的方向是正確的。表 11.2 和圖 11.2 分別以數字和圖表的方式顯示以上範例。

在表 11.2 顯示的範例體重數字中，你可以看到她的體重從第一週到第二週增加的幅度大於目標體重 0.35 公斤，但從第二週到第三週則

些微下降。由於前兩週改變的速率比預期中高一些,這兩次變化的平均就比較接近目標成長幅度。第三週與第四週之間體重增加了 1.4 公斤,現在我們可以完全確定她確實在增重。接近第六週結尾時,體重上升的速率慢了下來,但如果我們看看每週的平均改變,會發現她其實精準地達到每週體重變化目標,也就是六週以來平均每週增加 0.4 公斤。

週數	目標體重	週二	週五	本週 平均體重	與上週 的差異
1	70.35	70.5	70.8	70.65	
2	70.7	71.7	70.8	71.25	+0.6
3	71.05	71.2	70.7	70.95	-0.3
4	71.4	71.7	73	72.35	+1.4
5	71.75	72.3	72.5	72.4	+0.05
6	72.1	72.3	73	72.65	+0.25
				平均變化	+0.4

表 11.2 追蹤高熱量飲食中的體重波動。表中列出目標體重與每週兩天測量體重的數值,一週的平均體重就是兩天的平均值。每週體重變化就是當週平均體重減去上一週的平均體重。六週的平均體重變化就是每週體重變化的平均。

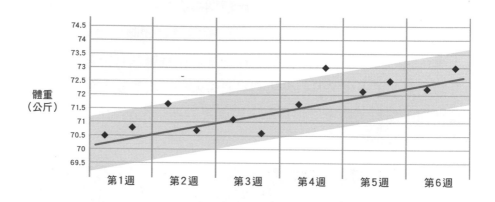

圖 11.2　表 11.2 的體重測量資料（高熱量飲食）圖表。中間實線表示六週下來大約從 70 公斤增加到 73 公斤的目標平均體重趨勢。陰影區域為高熱量飲食中體重的正常波動範圍，而黑色鑽石則代表一週兩次的體重測量數字。本圖呈現數週增重階段中正常體重波動狀況。

在減脂階段追蹤體重

　　請想像我們這位 70 公斤的範例運動員選擇執行六週的減脂飲食，目標是每週減去 1% 自身體重，也就是 0.7 公斤。表 11.3 和圖 11.3 分別以數字和圖表的方式呈現以上範例。你會發現第四週兩次測量出來的體重都不在預期的目標體重範圍，這就是統計學裡面所謂的「極端值」，意思是不在預期範圍內，也無法代表整體趨勢的資料。由於我們的範例運動員是女性，一個可能的解釋是她的荷爾蒙狀況在第四週產生了一些波動，並在第五週緩和下來。持續一週體重激增的可能原因有很多，例如鹽分攝取較高，尤其是辛苦訓練以後。這個具體案例

告訴我們必須要取得兩週以上的體重數字，才能做出適當的飲食改變決定。

週數	目標體重	週二	週五	本週平均體重	與上週的差異
1	70	70	69.8	69.9	
2	69.3	69.9	69	69.5	-0.4
3	68.6	69	68.5	68.8	-0.7
4	67.9	69.7	69	69.4	+0.6
5	67.2	68	67	67.5	-1.9
6	66.5	67	66.5	66.8	-0.7
				平均變化	-0.6

圖 11.3　追蹤低熱量飲食中的體重波動。表中列出目標體重與每週兩天測量體重的數值，一週的平均體重就是兩天的平均值。每週體重變化就是當週平均體重減去上一週的平均體重。六週的平均體重變化就是每週體重變化的平均。

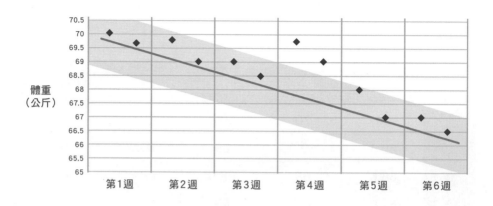

圖 11.3　表 11.3 的體重測量資料（低熱量飲食）圖表。中間實線表示六週下來大約從 70 公斤減少到 67 公斤的目標平均體重趨勢。陰影區域為低熱量飲食中體重的正常波動範圍，而黑色鑽石則代表一週兩次的體重測量數字。本圖呈現數週減重階段中正常體重波動狀況。

調整飲食

評估了兩三週後，發現體重變化不如預期時，就可以開始調整飲食，本節將討論各種情況下何時及如何調整飲食。以下是調整飲食計算時必須先瞭解的重要資訊：

- 1 公斤組織＝約 7,700 大卡
- 1 公克脂肪＝ 9 大卡
- 1 公克碳水化合物＝ 4 大卡
- 1 公克蛋白質＝ 4 大卡

也就是說，7,700 大卡的熱量盈餘會讓體重上升大約 1 公斤，而每 7,700 大卡的熱量赤字會讓體重下降大約 1 公斤。這個資訊有助於你根據減重、增重或維持等目標來妥善調整飲食。如果你每週必須減去 1 公斤，只要每週飲食減少 7,700 大卡就可以；不管每週預計要改變多少體重，只要將體重數乘上 7,700 就是目標的熱量數字。舉例來說，如果你每週想減去大約 0.4 公斤，每週的熱量赤字就是 0.4×7,700 ＝ 3,080 大卡，而每天平均下來就是 3,080 除以七天得出 440 大卡的熱量赤字。

調整飲食的時候，為了達到預期的熱量改變，可運用每公克巨量營養素的熱量數字來決定要減少的特定巨量營養素量。如果你每天必須減少 440 大卡，且想要完全透過減少脂肪來達到目標，就必須減去約 49 公克（440÷9）的脂肪。由於每公克的脂肪有 9 大卡的熱量，所以用你想要改變的總熱量來除以欲調整的巨量營養素每公克所含的熱量，就能得知該巨量營養素的攝取量必須調整多少。你可以單獨調整一種巨量營養素，或同時調整多種巨量營養素，來達到預期的熱量改變。

長期維持體重的飲食調整

請注意，緊接在減脂或增肌之後的維持飲食階段，不適合執行以下指示。

1. 建立一份等熱量飲食計畫。
2. 執行三週，並追蹤每週平均體重。

a. 如果體重範圍落在維持階段可接受的正負 1.25% 範圍內，而且每週體重改變接近零，你就正在「維持體重」，只需要持續追蹤並確認體重保持穩定即可。

b. 如果三週下來的數字顯示體重正在穩定增加，就要算出造成體重增加的熱量數字。以表 11.2 觀察到的體重增加為例（增肌體重記錄表：第一週到第二週增加 0.6 公斤，第二週到第三週減少 0.3 公斤），並想像這些數字是在執行維持飲食時測量到的。範例中平均每週體重改變大約是 0.4 公斤，而以熱量來算，0.4 公斤大約是 7,700×0.4 ＝ 3,080 大卡，所以在這個範例中，每週攝取的熱量比維持體重所需還高了 3,080 大卡，也就是每日 3,080 大卡除以七天得出 440 大卡。亦即，如果要維持體重，每天應減少攝取 440 大卡的熱量。接下來的兩到三週必須繼續監控體重，並視情況調整。

c. 如果三週下來的數字顯示體重正在下降，就要算出造成體重下降的熱量數字。以表 11.3 為例，範例中的人正在嘗試維持體重，但體重卻下降（減脂體重記錄表：第一週到第二週減少 0.4 公斤，第二週到第三週減少 0.7 公斤）。範例中平均每週體重改變大約是 0.6 公斤，而以熱量來算，0.6 公斤大約是 7,700×0.6 ＝ 4,620 大卡，所以在這個範例中，每週攝取的熱量比維持體重所需還低了 4,620 大卡，也就是每日 4,620 大卡除以七天得出 660 大卡。亦即，如果要維持體重，每天應多攝取 660 大卡的熱量。與上個範例一樣，接下來的兩到三週必須繼續監控體重，並視情況調整。

減脂或增肌飲食的調整

首先建立一份等熱量飲食計畫。

1. 根據預期的熱量盈餘或赤字來調整每日所需攝取的熱量，可以先算出每週預期的體重變化百分比，再轉換成公斤數。舉例來說，如果你的體重是 70 公斤，目標是每週增加 0.5% 自身體重，就代表每週大約要增加 0.35 公斤。以熱量來算，代表每週需要 0.35×7,700 ＝ 2,695 大卡的額外熱量，也就是每日要多攝取 385 大卡。另一方面，如果目標是每週減少 1% 自身體重，每週大約要減少 0.7 公斤。以熱量來算，代表每週需要減去 0.7×7,700 ＝ 5,390 大卡的熱量，也就是每日的熱量赤字為 770 大卡。

2. 根據所需的熱量盈餘或赤字來調整每日維持體重所需的熱量。

3. 執行飲食計畫持續三週。

   a. 與維持型飲食的調整類似，如果你發現偏離減脂或增肌的目標，就要先算出每週體重平均變化，並和預期的每週變化比較，再據此調整每日熱量攝取。如果你每週預期減去 0.7 公斤，但三週以後發現每週平均只減去 0.5 公斤，就必須在飲食中減去足夠的熱量，每週才能再減少 0.2 公斤。以熱量來算，每週需要減去 7,700×0.2 ＝ 1,540 大卡，也就是每日必須減去 220 大卡。

4. 持續觀察體重改變數週，如果發現平均體重增減速率連續兩週以上低於預期，就要調整飲食計畫。

透過巨量營養素來調整熱量

改變熱量的方法是增加或減少一個以上巨量營養素的攝取量。如果只調整熱量而不管巨量營養素，還是會讓體重產生變化，但身體組成的變化卻不一定如預期。舉例來說，平均減少所有巨量營養素以降低熱量攝取，肯定能達成減重效果，但也可能會讓蛋白質的攝取低於下限，導致肌肉流失。換句話說，調整飲食計畫的時候，必須考量要從哪種巨量營養素下手。我們曾經討論過各種情況、訓練及目標之下，巨量營養素的理想與最低攝取量。這些原則將大致決定調整飲食時該如何改變巨量營養素的攝取量，但同時也必須將個人偏好和可行性考量進來。

減脂階段的巨量營養素調整

在減脂飲食階段時，脂肪攝取若高於最低攝取量，也不會對身體帶來任何特別好處，所以低熱量飲食中第一個要減少攝取的就是脂肪。如果脂肪攝取已來到最低下限後還有必須減少的熱量，才考慮減少其他巨量營養素。蛋白質是最重要的巨量營養素，所以只要一開始設定的蛋白質攝取量沒有超過身體的需求程度，就不應調整。因此，調整完脂肪後，下一個要減少攝取的就是碳水化合物。如果碳水化合物攝取量來到抗分解效應的最低下限，同時脂肪攝取也來到健康的最低下限，通常就表示到了減重階段的尾聲，此時絕大多數人幾乎不需要再降低攝取量。在某些極端的案例中（例如健美比賽前幾週的飲

食），可能必須將碳水化合物攝取量降到合理下限以下（根據第三章
的建議，即每日每公斤體重 0.7 公克），才能澈底完成減脂階段。如
果你不是健美選手，同時脂肪和碳水化合物攝取量已經抵達下限，或
許就該結束當前的飲食階段，而剩下的脂肪就留到下一個減脂階段再
減，因為如此嚴格的飲食很容易導致體重再次反彈。

增肌階段的巨量營養素調整

　　「可行性」在增肌階段的食物選擇中可能是比較重要的要素。只
要蛋白質和碳水化合物的攝取量可以達到理想的合成反應、脂肪攝取
也達到維持健康的最低下限，無論透過哪種巨量營養素來增加熱量，
都沒有什麼差別。蛋白質是最昂貴且最有飽足感的巨量營養素，所以
吃更多的蛋白質會比較花錢，也會讓你更難把餐點吃完，所以蛋白質
也許不是最好的選擇。至於碳水化合物和脂肪之間，就看你要選擇最
理想的效果還是更容易的依從。脂肪佔據的胃部空間較少，且每公克
含有的熱量比碳水化合物更多；但是碳水化合物的合成反應比脂肪高。
表 11.4 列出透過脂肪或碳水化合物增加熱量攝取的優缺點。由於碳水
化合物可能帶來較理想的合成反應，所以也許應該優先考量增加碳水
化合物；直到依從性受到威脅，再透過攝取更多的脂肪來增加熱量。

	透過碳水化合物來增加熱量	透過脂肪來增加熱量
結果	• 帶來更多合成代謝（合成代謝是最重要的優點，因為對結果的影響最大）**勝**	• 比高碳水化合物攝取更容易導致肥胖。 • 合成代謝程度不如增加碳水化合物。
依從	• 大體積碳水化合物較難完全攝取。 • 低脂肪、高碳水化合物的食物較少見。	• 脂肪較容易添加進食物。 • 食物體積較小，較容易攝取。 • 高脂肪、高碳水化合物的食物較常見。**勝**

表 11.4　增肌飲食中，增加碳水化合物與脂肪來提升熱量攝取的優缺點。

過渡到下一個飲食階段

不同的飲食過渡需要不一樣的調整策略，我們將逐一討論每種過渡階段的指示：

- 從減脂過渡到維持
- 從增肌過渡到維持
- 從減脂過渡到增肌
- 從增肌過渡到迷你減脂
- 從迷你減脂過渡到增肌

從減脂過渡到維持

1. 根據第十章的表 10.1 確定熱量需求，並由你的體重和訓練程度估算出維持體重所需的平均熱量。

2. 找出熱量需求和維持體重所需的平均熱量的差異，並據此增加熱量攝取。如果你在減脂階段後期，少量訓練日的熱量攝取是 1,500 大卡，而從表 10.1 中根據體重所估算出來的少量訓練日所需熱量是 2,500 大卡，因此必須在少量訓練日攝取 2,000 大卡的熱量，以展開維持階段。

3. 評估你的體重持續兩週。

   a. 如果體重維持，就在下一週將每日攝取熱量提升大約 20%。只要體重還能夠維持，接下來每三至四週就再提升 20% 左右的熱量，直到熱量攝取接近你根據新的體重和日常訓練程度從表 10.1 推估的數字。

   b. 如果體重持續下降，就要算出平均減少幾公斤，並轉換成大卡數，然後據此增加每週攝取熱量。如果體重持續每週下降平均 0.5 公斤，則每週必須多攝取 7,700×0.5 ＝ 3,850 大卡的熱量。如果體重持續兩到三週都維持穩定，就執行 a 步驟的指示。

   c. 如果體重在增加，就持續當下的飲食計畫，直到體重持續三週維持穩定，再執行 a 步驟的指示。

從增肌過渡到維持

從增肌階段過渡到維持階段的時候，你的策略將取決於體重在增肌飲食後期是否持續增加。如果沒有，就可以繼續當下的飲食計畫並維持體重；如果仍持續增加，就執行以下指示：

1. 如果體重在增肌階段後期持續增加，你就必須減熱量攝取以達到等熱量狀態。我們建議根據最後兩週增加的平均體重來計算每週的熱量盈餘，再減去這些多餘的熱量攝取。如果你在增肌階段後期平均每週增加大約 0.4 公斤，你每週就必須減少 7,700×0.4 ＝ 3,080 大卡的熱量，才能達到等熱量狀態。
2. 執行這個飲食計畫持續三週。
3. 重新評估平均體重改變。如果體重維持穩定，就可以在接下來的維持階段繼續執行當下的飲食計畫。如果體重還是會下降或增加，就要調整熱量攝取，並在每兩至三週重新評估平均體重改變，直到體重能夠維持穩定。

從減脂過渡到增肌

1. 估算維持當下體重所需的熱量，然後先依照這個數字來攝取熱量。因為你一直在執行減脂飲食，維持當下體重實際所需的每日熱量攝取會比預期更低，因此推估出來的熱量攝取會產生熱量盈餘。

2. 執行這個飲食計畫持續三週。

    a. 如果體重增加，就持續這個飲食計畫，直到上升速率減慢二至三週。

    a. 如果體重增加速率較慢或不如預期，就要算出達到目標增加速率需要多少熱量。如果目標是每週增加 0.5% 自身體重（大約 0.35 公斤），而過去兩週平均每週增加 0.2 公斤，你就必須額外攝取足夠的熱量，讓你能夠每週再增加 0.4 公斤。換句話說，你每週需要 7,700×0.4 ＝ 3,080 大卡的額外熱量，也就是每日 440 大卡。

從增肌過渡到迷你減脂

1. 從當下的熱量攝取開始（就當作是維持階段），並執行調整減脂飲食的指示。「迷你減脂」和「一般減脂」的唯一差別在於迷你減脂的目標減重速率會稍微快一些，因為迷你減脂的目的是在接下來的增肌階段讓體重反彈。

從迷你減脂過渡到增肌

1. 根據體重和活動程度估算維持體重所需的熱量，然後在開始增肌階段時再多攝取一些熱量。由於迷你減脂的時間較短，飲食疲勞的情況不會太嚴重，而且你預估的維持所需熱量應該相當準確。

2. 執行增肌飲食的調整步驟。

3. 增重和減重就好像對目標發射火箭一樣，一開始發射的時候要將火箭瞄準正確的方向，發射後要持續微幅調整才能確保火箭不偏離軌道。營養學和火箭科學還真的有點像呢！

重點整理

> 追蹤體重是評估和調整任何飲食計畫的最佳手段。

> 一般而言，建議每週測量體重兩到三次，並且要在同樣的狀況下測量，才能夠確實比較每週的平均體重。

> 維持階段時，體重應維持在平均正負 1.25% 這個範圍以內。

> 絕對不要因為「一次」測量體重的數字改變飲食計畫。

> 至少需要追蹤體重持續兩週，才能確定體重變化的趨勢。

> 減脂和增肌階段時，要分析體重變化趨勢來決定每週平均變化是否符合該飲食階段的目標。

> 飲食計畫的調整應根據體重變化的目標，而體重變化的目標可以換算成熱量數字，並據此調整巨量營養素的攝取量。

12

監控身體組成變化

MONITORING BODY COMPOSITION CHANGES

體重計相當適合做為飲食階段中檢測體重變化的工具，但體重無法反映肌肉與脂肪組織的比例。偶爾測量身體組成，有助於長期目標的監控。討論身體組成的各種指標之前，我們先列出針對健康與各種運動表現的普遍目標體脂率。

身體組成標準

有位名媛曾說過：「你絕對不可能太有錢或太瘦。」（You can never be too rich or too thin.）什麼叫「太有錢」當然有討論空間，但

現在科學很明白地告訴我們，以健康和體適能的角度來看，確實有可能「太瘦」。對於健美等注重體態的運動而言，「太瘦」並非最佳健康狀態，因此這個狀態只能暫時維持以讓選手上臺比賽，若持續太久可能會有危險。對於健力等其他運動而言，較高的體脂率可提供身體較佳的槓桿角度，也能促進恢復、提升運動表現。選擇身體組成目標時，應先考量健康，接著是運動表現，然後才是你的審美觀。以下的數值和討論只針對健康的成人，至於孩童、孕婦、哺乳中的媽媽或有其他身體狀況等特殊族群，則有完全不同的標準。

身體組成與健康

⊕ 男性

男性的建議體脂率與女性不同，主要是因為性激素和必需體脂不同。健康男性的最佳體脂率是 10% 至 20%。有些男性天生比較精實，較能安全地維持 5% 至 10% 的體脂率，但對多數人而言，超過 10% 還是比較好。為了參加體態競賽或拍照等活動，體脂率偶爾降到 5% 以下不會危及健康，只要這個極低的體脂率不要超過數週的時間。對男性而言，超過 20% 的體脂率就會開始出現與心臟代謝相關的長期健康狀況，而超過 30% 會更進一步增加風險。就算同樣維持健康體脂率，體重較高的人還是會有更高的健康風險——不過如果是因為肌肉量較高而造成體重較重則不在此列，除非使用本身就會帶來健康風險的合成類固醇（在多數國家同時也有法律上的風險）。

⊕ 女性

　　健康女性的最佳體脂率是 15% 至 30%。女性的建議健康體脂率比男性高，是因為女性的生殖系統與男性不同，需要較多的必需體脂。若體脂率太低，可能會使生育期的女性出現停經（月經不來），也會使雌激素濃度降低而影響其他荷爾蒙。體脂率過低會造成雌激素濃度長期不足，將影響骨骼健康，增加骨質缺乏和骨質疏鬆症的風險。不過女性體脂率如果超過 30%，也會開始出現健康問題，風險亦會隨著體脂率上升而提高。

身體組成與生活品質

　　身體健康和生活品質是整體健康的兩大面向。從體脂率來看，健康指的是身體系統在特定體脂率下的運作狀況，而生活品質指的是維持該體脂率時所經歷的生活體驗。對多數人而言，體脂率維持在健康範圍的下限，需要執行非常謹慎的飲食，犧牲生命中許多樂趣和生活能量；而若維持在健康範圍的上限，則會開始影響活動度和體力。個人喜好、運動需求以及基因，有助於你決定最舒服的體脂率。有人可能會為了運動表現而犧牲生活品質，或者是為了享受人生而犧牲理想體態。

身體組成與運動表現

最適合某些運動項目的體脂率，不一定是最健康或生活品質最佳的體脂率。表 12.1 區分了不同運動項目和性別，列出能夠達到最佳表現的大概體脂率。

運動項目	男性體脂率	女性體脂率
體態競賽（上臺時的暫時百分比）	低於 5%*	6%-10%*
長跑	5%-10%*	10%-15%*
健身運動	5%-15%*	10%-20%*
舉重／健力	10%-15%	15%-25%
球類運動、墊上運動、戶外運動	10%-15%	15%-25%
大力士比賽	15%-25%	20%-30%

* 值得注意的是，運動員的體脂率不會隨時維持在這些範圍的下限，而且如果維持超過數週可能就會影響健康。體態競賽選手尤其不應過長時間維持競賽當日的體脂率。

表 12.1 　兩性在不同運動項目能達到最佳表現的體脂率。

有些人天生容易有較高的體脂率，並且可能需要努力控制飲食才能達到最適合自己運動項目的體脂率。如果很費力才能維持運動項目建議的體脂率，因而影響表現，就要在你最自然的體脂率和運動項目的理想體脂率之間取得平衡。

身體組成評估工具

數年下來，重複多次增肌和減脂階段以後，我們的體重可能會比剛開始時高，但體脂率會比較低，這時候追蹤身體組成有助我們將進步過程量化。評估身體組成有很多工具，而它們的成本、便利、準確、精密、可信程度各異。有些工具顯示的資訊更多且更為重要，你應該選擇對你而言最準確且最可靠的工具。

身體質量指數（BMI）

⊕ 描述

BMI 值的計算方法是將一個人的體重（公斤）除以身高（公尺）的平方，用以判斷特定身高和體重的人是否過重。舉例來說，體重 80 公斤、身高 160 公分的人，比體重相同但身高 180 公分的人顯然更過重。BMI 數值的分類如下：低於 18.5 屬於「過輕」，介於 18.5 至 25 之間屬於「正常」，介於 25 至 30 之間屬於「過重」，而超過 30 則屬於「肥胖」。

⊕ 便利性及成本

只要有體重計、計算機，而且你知道自己身高的話，就能在幾分鐘之內輕鬆算出你的 BMI，不需要任何額外成本。

⊕ 精密／可靠／準確度

BMI 數值本身非常精密且可靠，但它傳達的意義則否。如果採用 BMI 的分類，一個體脂率很低、非常精壯的人可能屬於過重甚至肥胖。BMI 數值也無法用可靠的公式轉換成體脂率。估計一個人的體脂率時（特別是有在做重訓或從事運動的人），BMI 就非常不準確。如果要同時估計數千人的大略體脂率，BMI 就稍微準確一些，但還是會有分類錯誤的狀況。

⊕ 使用時機

BMI 雖然不需要成本且容易計算，不過由於無法準確推估體脂率，BMI 對於評估身體組成方面較不理想。你的醫師或保險業務員可能會用 BMI 來評估你是否過重到會有健康風險的程度，但 BMI 幾乎無法追蹤體態或健康的改變。

測量體圍

⊕ 描述

你可以測量腰、臀和其他身體部位的尺寸，並長期追蹤。脂肪減少會讓這些數字下降，不過如果同時增肌也可能會混淆結果。

⊕ 便利性及成本

只要有捲尺，你就能在幾分鐘之內測得體圍數字。自己測量可能比較不準確，所以會需要朋友或家人的幫忙。

⊕ 精密／可靠／準確度

捲尺的擺放位置和壓得多緊都會影響測量結果，所以體圍測量不是一個非常精密或準確的方法。有些捲尺會有壓力調節器以解決鬆緊的問題，但還是無法解決擺放位置的問題。體內水分重量可能也會混淆體圍數字的意義。腰圍比其他部位更準確，因為較不會受肌肉改變影響。如果你在減脂的同時也在增加手臂的肌肉，手圍可能不會變，但腹部的肌肉生長幅度通常較小，而且對腰圍的影響遠不如減脂。體圍數字無法確實反映體脂率，但有助於你觀察自己的身體變化。

⊕ 使用時機

你可以在每次飲食階段的開始和結尾時測量體圍。舉例來說，你可以在減脂階段一週後（體內水分變動幅度較小）和減脂階段結束前一週（在水分還未因額外食物反彈之前）測量腰圍。

⊕ 使用技巧

每次測量體圍的位置和壓力應維持一致，網路上可以輕易找到每一個部位的標準測量方法，而若能讓有經驗的人來測量就更理想了。另外，也建議每次測量的時間、飽足感、補水程度都一樣。過於頻繁測量體圍的意義不大，一週測量一次的意義，比較是讓你知道體內含有多少水分以及肌肉腫脹的程度，而不是減去多少脂肪。如果要使用測量體圍這個方法，建議每兩到四個月測量一次就好。

反覆肌力

⊕ 描述

在熟悉的動作裡可以用多少重量連續做多少下（特別是六至十五下），可以告訴你自己有多強壯。反覆肌力無法提供任何體脂率的資訊，但肌力下降就是肌肉流失的指標，如果其他身體組成指標同時也顯示肌肉正在流失，則更能證明這個狀況正在發生。

⊕ 便利性及成本

如果你有在規律訓練，應該已經取得這個資訊。

⊕ 精密／可靠／準確度

你每次的訓練和每天的肌力都不太一樣，所以反覆肌力不是非常精密的方法，而且也無法讓你知道任何體脂的相關資訊。每次訓練時的精力和疲勞狀況也都不一樣，因此每週測量反覆肌力也不太可靠，但是數月甚至數年的資訊可以顯示肌肉量的變化。以觀察的角度來看，反覆肌力這個方法還算是準確，因為反覆肌力如果長期穩定增加就代表肌肉生長，而長期穩定下降則代表肌肉流失。不過有一點很重要的是，肌力增減的原因不盡然是肌肉量變化。以量化數字來說，反覆肌力無法告訴我們肌肉量的變化或體脂的相關資訊。

⊕ 使用時機

反覆肌力可視為肌肉維持的指標。建議一個月比較一次反覆肌力，因為更高的頻率不會告訴你肌肉量，只會告訴你疲勞程度。本方法也建議與其他指標一起使用，因為就算肌肉量不變，肌力還是可能會改變。減脂飲食階段是使用本方法的好時機，你可以努力維持反覆肌力來確保身體的肌肉量。雖然不同月份中反覆肌力下降，不一定代表肌肉流失，但至少可以促使你進一步調查原因。同理，如果在增重階段時反覆肌力提升，很可能代表肌肉量正在增加（但並非確切的證據）。

⊕ 使用技巧

定期記錄你的訓練次數和當下體重，尤其是深蹲、引體向上、臥推、肩推、直立划船、彎舉等基本動作。如果你的體重逐月下降，但反覆肌力維持穩定或緩慢增加，就幾乎可以確定你成功地維持肌肉。如果你的反覆肌力下降至最高紀錄的 5% 以內，原因可能只是低熱量飲食帶來的暫時疲勞，而非肌肉流失。如果下降幅度達到 10% 以上，就很有流失肌肉的可能，並需要重新檢視飲食策略。另一方面，如果你的反覆肌力在增肌階段沒有逐月提升，就不太可能有肌肉生長。不要用新的動作來測量反覆肌力，因為這些動作逐月進步可能是因為技巧進步（動作效率提升使你更擅長這些動作，並能夠做更多下），而非肌肉量改變。

進步照片

⊕ 描述

比較自己不同時期的身材照片，可以讓你初步掌握身體組成改變的狀況。

⊕ 便利性及成本

這種評估方法只需要一臺相機，以及相同的衣服和光源。

⊕ 精密／可靠／準確度

就算是衣服和光源都相同的「之前」與「之後」照，這種方法仍屬完全主觀，而拍照的角度和體內水分補充程度會影響你在照片裡看起來的樣子。如果已用其他工具測得體脂率，並且知道自己體脂率和外型之間的關聯，會讓這些照片更有用。舉例來說，一名健美選手可能從先前測得的數字知道，上排腹肌出現時的體脂率大概是 15%。無論有多少經驗，很多人都不太會自我評估。建議找一名教練或誠實的朋友來幫忙判斷你前後的差異。

⊕ 使用時機

飲食計畫帶來的各項數字改變，可透過進步照片來幫忙證明，而進步照片也可以顯示數月和數年下來體型的改變。照片無法準確算出體脂率或肌肉生長的多少，但在對測量結果感到困惑時，可以讓人感到比較放心。

⊕ 使用技巧

議穿同一套泳裝或內衣褲，在同樣的地方、使用同樣的光源，並從一樣的角度拍照，這樣才能夠拍出參考性較高的照片，讓分析結果更準確。大約四週左右的時間最能看出體型的變化，更短的時間則可能難以察覺。不過，照片這種主觀的觀察方法還是不如客觀的測量法來得精確。

皮脂厚度分析

⊕ 描述

使用特殊的皮脂夾測量身體特定部位的皮脂厚度。越厚就表示皮下脂肪越多，測量出結果後再套用公式來估計體脂率。每個人的脂肪分布可能會影響測量結果，其他影響因素也包括皮脂夾的使用技巧，以及使用皮脂夾的確切位置。皮脂夾主要有兩種使用方法，第一種是讓專業人士以正規的方式測量三處或七處，第二種則是自己測量一處。第二種方法當然不如第一種測量精準，但還是可以追蹤相對的變化。如果使用第二種方法，就要忽略計算出來的體脂率，只要評估長期的變化就好。

⊕ 便利性及成本

上網就可以買到皮脂夾，價錢並不貴。皮脂厚度分析最好是由經驗豐富的專業人士來操作，畢竟大多數人都無法可靠地執行這項測試

——就算是私人教練，如果沒有經過相關訓練也沒有辦法。經過訓練的專家要做一次完整的三處或七處皮脂厚度測試，會需要你穿著內衣褲站著大概十五分鐘的時間。

⊕ 精密／可靠／準確度

如果使用正確，皮脂厚度分析是相當精密且可靠的方法。不過，測試結果是否可靠取決於操作皮脂夾的人，建議每次都讓同一人以同樣方法施測。皮脂厚度分析無法測出準確的體脂率，但在追蹤趨勢上則相當可靠。

⊕ 使用時機

每六個月到一年操作一次皮脂厚度分析，可以讓你得到身體變化的大致趨勢；也可以每週自己測量來追蹤相對變化。

⊕ 使用技巧

身體所有可使用皮脂厚度分析的地方都有標準化的方法，在網路上都可以找到。自己使用皮脂夾測量時，要確保每次都以同樣方法在同樣部位施測，例如肚臍左邊或右邊兩公分的地方，就是一個容易施測且容易複製的測量處。這種方法無法準確告訴你現在多瘦，但長時間觀察到的變化可以讓你知道身體變化的趨勢。另外一種使用皮脂厚度分析結果的方法，是偶爾將它們與更可靠的體脂率結合來看，例如稍後會提到的 DEXA（雙能量 X 光吸收骨質密度檢查）掃描。只要你大致瞭解皮脂厚度測量結果與 DEAX 掃描測得的體脂率之間的關係，

就可以開始使用皮脂厚度測量結果來評估你的身體組成。如果皮脂厚度測量是你評估身體組成的主要方法，建議每次都由同一位專業人士施測，並避免一年測量超過兩次，因為計算出來的數值變異會很大，無法準確反映較小的變化。

生物電阻抗分析法（BIA）

⊕ 描述

BIA 運作的原理是將無害的電流送進你的體內，並在電流回流出來時測量。脂肪產生的電阻比瘦體組織大，所以機器偵測到越多電流回流，就會估計你體內的脂肪越少。BIA 的儀器種類很多，包括手持式、內建體重計內到四點站立式測量的系統都有，常見的品牌有 InBody、TANITA 以及歐姆龍（Omron）。

⊕ 便利性及成本

你可以在很多健身房和營養補充品專門店找到 BIA 測量儀器，也可以購買手持式或直接買內建 BIA 的體重計。測量 BIA 只需要花幾分鐘的時間，而一部 BIA 儀器的價位比一般體重計高出許多，或者你也可以花錢去測量。

⊕ 精密／可靠／準確度

BIA 不是非常精密，測出來的體脂率可能與實際數字有 10% 的差距。不過 BIA 相當可靠，如果你每次測量時都維持相同的體內含水量，

就可以完整獲得體脂肪變化的趨勢。由於每次測量的誤差都差不多，因此雖然絕對的體脂率數字並不準確，但還是可以追蹤相對變化。

⊕ 使用時機

如果沒辦法使用更精密的測量儀器，可以在任何主要飲食階段的開始與最後使用 BIA，只要記得謹慎面對測量出來的數字，並看相對變化就好。

⊕ 使用技巧

如同先前所述，每次測量時維持相同的體內含水量，有助於減少測量的誤差。BIA 不太能讓你測出準確的體脂率，但可以在飲食階段中幫你分析身體組成的變化趨勢。

身體組成分析儀（Bod Pod）

⊕ 描述

這種方法透過測量體腔內部排出的空氣，來計算身體的體積，再結合你的體重來算出身體密度。體脂肪的密度低於骨骼、器官與肌肉，因此可用公式來預測你體內的脂肪與瘦體組織有多少，並計算出大概的體脂率。

⊕ 便利性及成本

Bod Pod 通常會出現在大城市的大學校園裡。大部分的 Bod Pod 檢測可能需要收費。檢測過程大概需要十五分鐘，而且你必須穿著極小、緊身的衣服，同時配戴泳帽，以確保測量出來的數字不會包含太多頭髮和衣服的體積。

⊕ 精密／可靠／準確度

如果 Bod Pod 有妥善維護並校準，而且都在同樣的環境和條件下檢測，測出來的數值將相當精密且可靠──當然，體脂率的測量不可能完全準確，但 Bod Pod 是我們目前所討論過最準確的方法。

⊕ 使用時機

與皮脂夾測試類似，Bod Pod 檢測建議每年做兩次，這樣一來，身體變化才會大到足以評估，而不會受到測試誤差影響。因為 Bod Pod 檢測中，受試者必須被鎖在很小的密閉空間好幾分鐘，如果是害怕密閉空間的人，就需要特別留意。

⊕ 使用技巧

施測者會給你所有必要的指示，記得攜帶合身衣物，並準備好在檢測的時間內都要坐著不動。

水中秤重法

⊕ 描述

在這個測量方法中，你會潛進水中，並在完全沉入水中後測量體重。由於我們知道水的密度，所以得到你在水中的體重後，就能算出你的密度，藉此估計瘦體組織與脂肪的比例。

⊕ 便利性及成本

這種設備以前相當常見，尤其是在運動科學實驗室中，你可以花錢接受檢測，但現在這種設備已為數不多，因為最近研發出來的 Bod Pod 可以測出相當類似的結果，而且使用和維護上都簡單得多。水中秤重法的受測者必須保持完全靜止不動，在水中完全把氣吐掉後還必須停止呼吸五至十秒。現存的水中秤重設施中，一次檢測大約要花一百美元。

⊕ 精密／可靠／準確度

如果在相同的環境下施測，水中秤重法與 Bod Pod 的精密和可靠程度差不多。準確度也與 Bod Pod 差不多低，但倒是可以準確評估一年下來的變化趨勢。

⊕ 使用時機

建議每年使用兩次水下秤重法，來評估較大的身體組成改變。如果你不會游泳，或是不太能夠在水下吐氣後再停止呼吸，也許就不適合這項測試。

⊕ 使用技巧

施測者會給你所有必要的指示，記得攜帶泳裝和毛巾。

雙能量 X 光吸收骨質密度檢查儀（DEXA）

⊕ 描述

DEXA 會用兩道能量不同的 X 光來掃描你的身體，並評估你的身體組織吸收了多少 X 光。骨骼、瘦體組織和脂肪吸收 X 光的速率都不一樣，而 X 光通過身體以後留下來的能量，可和體重結合估計體內各種組織的數量。DEXA 掃描可以區分骨骼、瘦體組織以及脂肪，所以同時也能評估骨質密度——這是很重要的健康指標。

⊕ 便利性及成本

多數醫院和大學都有 DEXA 儀器，很多公司也會在公司內部或透過行動醫療車提供 DEXA 掃描服務。做一次 DEXA 掃描通常需要費用，在掃描全身時你必須躺著不動大約十分鐘。

⊕ 精密／可靠／準確度

DEXA 掃描是目前已知檢測體脂肪最準確的工具，估計誤差大約是正負 4%。如果可以在相似的條件下掃描，結果都相當精密且可靠。不過即使是相同的體脂率，掃描結果也會因為不同的肝糖存量和水分補充狀況而產生差異。

⊕ 使用時機

雖然 DEXA 會讓你暴露在 X 光下，但接觸到的輻射量還比不上整天待在海灘或搭一次飛機，所以不用擔心安全的問題。DEXA 追蹤脂肪會比肌肉更準確，因為肝糖和水分改變對脂肪的影響小於肌肉組織。若要得到可靠的脂肪變化趨勢，可以每幾個月做一次 DEXA 掃描來計算脂肪的重量；若要評估肌肉的變化，建議每年做兩次就好，畢竟肌肉變化較慢且較容易受到其他變因影響。

⊕ 使用技巧

施測者會給你所有必要的指示。如果你的體重超過一百公斤，可能會需要比傳統 DEXA 儀器更大的設備，才能進到掃描區域。至於關於 X 光的問題，建議在掃描之前諮詢醫師的意見。

光線密度測定法

目前我們已經具有光線吸收成像技術，但在本書成書以前，使用身體組織的光學特性來分析身體組成的技術仍在研發階段。每個身體組織的密度不同，對光線的吸收、發散、反射的程度也不同。光線密度測定法就是利用這項特性來計算身體組織密度，並且也根據你的體重算出瘦體組織和脂肪的相對量。目前市面上已經能買到一些光線密度測定儀器，但建議等運動科學家進一步檢驗這項技術後再行使用。由於使用容易且可以達到非常精密，光線密度測定法在接下來的五到十年可能成為評估身體組成最流行的方法。

實務建議

　　每週測量兩至三次體重並算出平均值，是在飲食階段中追蹤短期進步的重要部分；而長期監控身體組成則需要使用上述討論過的方法。表 12.2 分析其中一些方法的時間安排與使用說明。

評估方法	時間安排	說明
進步照片、測量體圍	每四週	這兩種方法可讓你將減脂過程可視化，但比較難追蹤肌肉生長。
反覆肌力	每一個中週期	每次訓練都要記錄，並在訓練高峰時記下最佳成績，再與先前的高峰比較。
皮脂厚度分析	每週	結合其他測量方法，可讓你得知體脂變化的相對趨勢。
BIA	每個飲食階段	可讓你得知飲食階段開始到結束之間的相對變化。雖然沒辦法測得非常精確的數字，但顯示的改變趨勢通常相當可靠。
DEXA、Bod Pod、水中秤重法	每三至六個月	如果每次都能在相同狀況下施測，是準確追蹤長期身體組成變化的最佳辦法。

表 12.2 各種評估身體組成方法的建議時間安排與說明。追蹤身體組成變化最準確、方便且可靠的方法是 DEXA，但如果你可以用 Bod Pod 或水中秤重法也很好。BIA、皮脂厚度分析、反覆肌力測試、進步照片、測量體圍等方法也都有用，但應小心判讀測量的結果，並建議同時參考其他測量方法的結果來決定相對的進度幅度。

如果遇到停滯期

如果你在高熱量階段增加太多脂肪或沒有增加肌肉，或在低熱量階段沒有減去脂肪或流失太多肌肉，就必須改變飲食和訓練內容。你不該根據任何一次的測量結果或任何一種測量方法就決定改變，應該要根據多個測量方法的長期結果來得出結論。

我們更確定的是，如果多次測量結果都指向相同的結論，就必須調整飲食。舉例來說，如果你的反覆肌力已經連續三個中週期都在下降，可能就必須做些改變。就算你使用的是最精密且準確的測量方法，還是需要考量多筆資料才能下結論。就算是 DEXA 掃描也可能出現較大的誤差，但如果連續兩次的掃描結果都和你的目標相悖，可能就需要重新評估你的方法。

即使同一個方法連續幾次測量都顯示情況不太對勁，還是建議用其他測量方法來再次確認。舉例來說，如果你的反覆肌力沒有進步，你最近的照片看起來也沒有比以前強壯，而且 BIA 測試結果也沒有顯示任何瘦體組織變化，就表示你的肌肉量確實可能沒在增加。如果眾多測量方法中只有一種顯示你正往對的方向進步，還是建議等久一點再下結論。

如果你的進展不如預期，第一步應檢視飲食和訓練計畫，以確保自己有正確執行計畫，也沒有發生一些不可抗力因素。舉例來說，如果你認真執行增肌飲食卻沒有增加太多肌肉，就要確保你確實依從飲食計畫、壓力程度在控制範圍內、睡眠品質良好，以及訓練菜單適合肌肉生長等等。如果你確實達到飲食原則中的最優先要素、訓練設計

良好、依從狀況也非常一致，那麼你可能就必須調整你的計畫。開始執行飲食和訓練計畫五年以後，進步速率會開始大幅下降，而你的目標也必須因時制宜。

重點整理

> 定期分析身體組成，是以量化方式記錄肌肉量和體脂肪長時間變化的唯一方法。

> 除了特定運動項目以外，所有人都應努力達到健康的體脂率，男性大約是 10% 至 20%，而女性大約是 15% 至 30%。

> 測量身體組成有很多方法，而準確、可靠、成本和實用性各有不同。

> DEXA 掃描是目前最準確且可靠的身體組成檢測工具。

> 不能單單只用任何一種測量結果來判斷身體組成的變化，應該要長時間使用多種測量方法來互相比較，才能得到較為清楚的結論。

第三部分

特殊主題

13

特殊飲食

SPECIAL DIET CONSIDERATIONS

我們在前幾章已提供基本飲食計畫的完整概念，你可依減脂或增肌等不同目的來調整，並考量各種程度的身體活動與行程。不過有以下這些情形、非常規時間表和醫療狀況需要額外調整飲食計畫，才能得到最好的結果。

一日訓練兩次的飲食安排

一日訓練兩次不會讓你更魁梧、快速、強壯或精實，除非你第一次訓練後得到了足夠的恢復，才能讓第二次訓練產生效果；並要確保能夠從兩次訓練後得到足夠恢復，而且一週下來的恢復狀況良好，才能達到最有效率的長期進步。如果沒有良好的恢復，一日訓練兩次可

能比完全不訓練更糟。如果時間和營養充足，一日訓練兩次相當有助於肌肉生長；而要得到最好的效果，就必須盡可能減少兩次訓練之間的干擾，並盡可能在兩次訓練後充分恢復。

訓練與飲食時機策略

理想上，你在第一次訓練前應該能量充足（至少已吃了一餐）、第一次訓練後應吃一餐或兩餐來恢復，而且第二次訓練結束後應至少吃兩餐，才能夠補充營養素以得到最好的恢復。如果你的每日訓練超過一次，就建議每日必須吃五到六餐。

第一次訓練的強度應該要比較高。如果你打算做一些大重量動作，然後再做強度較低的有氧訓練或大量的技巧訓練，請優先安排大重量訓練。疲勞的時候做高強度的訓練，比大量或有氧訓練還困難得多，而大重量動作失敗的結果絕對比伏地挺身失敗還可怕，所以我們建議的方法既能提升訓練品質也能兼顧安全。

現實生活中實際的行程安排不一定都能有足夠的彈性。如果你無法依照上述理想的方式來安排行程，我們建議你盡可能讓兩次訓練間隔久一點。以下提供一些策略，讓「一日訓練兩次」達到更好的效果。

訓練中與訓練後營養補充

一日中的第一次訓練將用盡你的肌肝糖，而你必須補充肌肝糖才能恢復，並提供能量準備下一次訓練。要達到這個目的，可在訓練中

和訓練結束後立刻飲用含有快速消化碳水化合物的營養補充品（例如開特力）。快速消化的碳水化合物可以讓葡萄糖快速進入血液中供身體使用並儲存在肌肉中，就能節省並補充一些消耗掉的肌肝糖。此外，肝糖重新合成效率最佳的時機就是訓練剛結束的時候，此時攝取碳水化合物的效果最好。

兩次訓練間攝取高升糖指數的碳水化合物

高效率肝糖回填的時間窗口相當小，而且一日訓練兩次對於能量補充的需求又特別大。研究顯示，高升糖指數的碳水化合物在補充肌肝糖的效率較高，而兩次訓練間的飲食避開脂肪和纖維素，也能加快消化速度，這點在兩次訓練間隔時間有限，以及肝糖回填需求很高的時候特別有用。兩次訓練之間適當地補充水分，也有助於提升葡萄糖攝取量，在肌肉或肝臟細胞中合成每 1 公克肝糖，大約需要 3 公克的水。

碳水化合物攝取安排

我們在第十章討論過，可以根據少量、中量、大量訓練的分類來安排訓練日的碳水化合物攝取量。一般來說，一日訓練兩次的碳水化合物攝取量必須根據當日較困難的那次訓練來設定。換句話說，一日兩次少量訓練，或一次少量、一次中量訓練，都可將當日視為中量訓練日；若包含一次大量訓練和一次少量訓練，則將當日視為大量訓練

日；而若包含一次大量訓練和一次中量訓練、甚至是兩次大量訓練，碳水化合物攝取量就必須比大量訓練日更多，我們針對這種訓練日的建議攝取量是一般大量訓練日的 1.15 倍。表 13.1 列出各種訓練組合的碳水化合物攝取建議。

第一次訓練	第二次訓練	歸類為
少量訓練	少量訓練	中量訓練
少量訓練	中量訓練	中量訓練
少量訓練	大量訓練	大量訓練
中量訓練	中量訓練	大量訓練
中量訓練	大量訓練	大量訓練
大量訓練	大量訓練	大量訓練 ×1.15

表 13.1 本表根據兩次訓練的各自強度，將訓練兩次的日子分類。

你可能會納悶，為什麼兩次大量訓練的日子所攝取的碳水化合物，只比一次大量訓練的日子多了 15%。這裡討論的是一天的碳水化合物攝取量，其中大多都拿去滿足非訓練期間的能量需求。此外，研究顯示在訓練量非常高的日子，NEAT（非運動熱量消耗，也就是日常生活中非運動期間所燃燒的熱量）在訓練以外的時間通常會大幅下降，因此非訓練時間的基本能量消耗會降低，此時只需要額外增加 15% 的碳水化合物攝取，就足以為第二次訓練提供能量。

特殊時間的飲食安排

清晨訓練

如果你的訓練時間在起床不到一小時內，就沒有足夠時間在訓練前飲食中攝取建議比例的碳水化合物，但你可以以液體營養補充品的形式攝取碳水化合物，以達到類似的效果。此外，你也可以增加營養補充品中乳清蛋白的比例，以達到訓練前飲食該有的營養。起床以後就開始慢慢喝營養補給品，並在訓練時喝完。不過，這種營養補充品還是缺乏一般訓練前飲食的少量脂肪，但只要在之後的飲食攝取回來即可。

睡前訓練

有時候因為生活作息和時間安排等因素，導致睡前才有時間訓練。睡前當然不是最適合訓練的時間，但還是比沒訓練好。不過，睡前訓練的壞處就是訓練後飲食和睡前飲食基本上被壓縮在同一時間，使得當天其他各餐的間隔被拉得更長。晚上訓練後不吃東西或吃得太少，將大幅影響肌肉生長、維持以及恢復，所以建議你寧願讓白天餓一點、晚上飽一點，以達到最佳的進步效果。以下有些方法可以讓你盡可能避免這種飲食安排帶來的不適感：提高能量飲品中的蛋白質和碳水化合物含量（將訓練後飲食的蛋白質和碳水化合物移至訓練時攝取），可以讓你在訓練後到睡前之間不必吃下太多的食物；將所有的

脂肪移到白天來攝取，也能稍微緩解你在較長飲食間隔中的飢餓感；
訓練後不吃蔬菜也有所幫助（讓你不會感到太飽，而且訓練日的其中
一餐沒有蔬菜，也不太會導致維生素等營養素出現匱乏）。

略過一餐

　　如果你在維持或增肌階段中略過一餐，只要把那餐的巨量營養素
分配到之後的幾餐裡就好；在減脂階段也可以這樣做，或是如果不太
餓的話，你可以在記得的時候攝取略過那餐的蛋白質，並且不吃脂肪
和碳水化合物。這種飲食方法不建議養成習慣，但偶爾為之並不會有
太大的影響。

純素者的飲食安排

　　雖然普遍認為純素飲食很有意義，且對於健康有許多潛在好處，
但純素飲食在營養方面的好處並不如許多人的想像中那麼好。吃蛋奶
素或純素確實有好處，但必須仔細安排飲食和補充品才能補足營養素
的缺乏。純素可能對環境有益、符合你不想傷害動物的道德觀，且若
執行恰當對健康和健身都有好處。對吃蛋奶素的人而言，較容易獲得
最佳的健康與健身成果，因為乳製品和蛋都能提供很多維生素、礦物
質，以及高品質蛋白質，這些營養素對於吃純素的人而言，都必須要
很用心安排或補充才能攝取充足。

蛋白質

大多數植物性蛋白質都會缺乏某些必需胺基酸，或是因為含有纖維素而難以被人體吸收與消化。確實有一些例外，例如真菌蛋白、營養酵母、豆類蛋白，但多數純素主義者都必須從多種來源攝取蛋白質。為了確保一天之中的蛋白質和必需胺基酸攝取量足夠，建議把符合你的運動項目或個人目標的蛋白質攝取量再提高 20%。如果你吃純素，而且同時是競技運動員或想達到最佳身體組成的人，就必須確保每餐都要確實攝取蛋白質。雖然以健康的觀點來看，不一定每餐都要攝取所有必需胺基酸，但小小的益處將聚沙成塔，長期下來將有益於肌肉維持或生長。

碳水化合物

純素主義者的碳水化合物建議來源與一般人差不多，唯一的差別在於許多植物性蛋白質都含有一些碳水化合物，在計算巨量營養素時應將這些碳水化合物考量進去。

脂肪

植物性脂肪多半屬於單元不飽和脂肪酸或多元不飽和脂肪酸，所以純素飲食比較容易攝取健康的脂肪。目前普遍認為椰子油非常健康，但是椰子油所含的脂肪其實可能是植物性脂肪中最不健康的，因

為裡面包含飽和脂肪（在植物性脂肪中相當少見），甚至比牛油或牛肉中的含量更高。至於非純素飲食中，一般來說最佳的脂肪來源是酪梨、植物油、堅果以及堅果醬。純素食物再怎樣加工都不會有反式脂肪，且飽和脂肪的含量也很低，因此很容易避開這些不健康的脂肪。

混合其他巨量營養素的蛋白質來源

許多植物性蛋白質來源也含有大量的碳水化合物，在計算每日碳水化合物時都應考量進去，也讓計算過程更為複雜。特別是在低熱量飲食階段，脂肪攝取量可能需要比原本的下限再低一些，才能讓熱量在考量額外碳水化合物之後還能落在 CCH（熱量限制假設）以內。許多植物性蛋白質來源除了額外的碳水化合物之外，也含有額外的脂肪，例如天貝、素肉等加工食品。執行低熱量飲食時，攝取脂肪含量較低的蛋白質來源、從其他來源攝取脂肪，有助於增加食物體積，並提高餐點的吸引力。如果一餐內所有巨量營養素的來源都一樣，這樣一來餐盤上只有一個充滿各種巨量營養素的素漢堡，一點也不吸引人。反之，全力執行高熱量飲食時，就要將植物性蛋白質、碳水化合物、脂肪全部混合在一起，這樣就不會對一直吃東西感到壓力很大。

補充品

如果要透過純素飲食達到最佳的健康和健身成果，就需要攝取補充品。即使飲食主要來源都是天然食物，也攝取了大量蔬果和植物性

蛋白質，純素飲食還是缺乏了一些重要成分。以下是純素飲食中經常缺乏的微量營養素列表：

⊕ 鋅

純素者需要比一般人多攝取 40% 的鋅，也就是每日建議 50 毫克，可透過仔細選擇食物和補充品來攝取。

⊕ 鐵

純素者每日應攝取大約 13 毫克的鐵，是葷食者攝取建議量的兩倍，因為對一般純素者來說，攝取量通常較不足，而且來自植物的鐵（非血基質鐵）較不好消化吸收。

⊕ 維生素 D

許多針對純素者和運動員的維生素 D 最佳攝取建議量的研究正在進行中，而目前的資料建議先評估個人血液中維生素 D 含量，並在極度缺乏時補充大量維生素 D（每日最多 5,000 國際單位〔IU〕）。

⊕ 鈣

純素者的鈣質攝取建議和葷食者一樣（每日 1,000 毫克），但純素者必須更努力才能達到這個攝取量。植物性鈣質來源包括豆類和綠色蔬菜，綠花椰菜、小白菜以及羽衣甘藍也都是理想的選擇。菠菜和芝麻葉也都含有鈣質，但同時也包含妨礙鈣質吸收的草酸鹽。建議純素者小心選擇食物來源並追蹤鈣質的攝取量。

⊕ 維生素 B12

維生素 B12 的主要來源是肉類和乳製品，而植物蛋白質的營養酵母通常含有豐富的 B12（藻類不應做為純素者 B12 的主要來源，因為多數藻類含有妨礙 B12 吸收的成分）。成人的每日建議攝取量是 2.4 至 2.8 微克。

⊕ 肌酸

肌酸屬於動物性產品，但粉狀的肌酸補充品則是在實驗室製造出來的，並未使用到動物產品，因此是百分之百純素。純素者雖然不一定需要肌酸，但他們從肌酸獲得的健身與體態益處，可能會比葷食者更多。純素者和蛋奶素者的肌肉肌酸含量通常較低，而增加肌肉中的肌酸量可以促進阻力訓練表現，帶來更好的訓練反應和適應。純素者的水合型肌酸建議攝取量與葷食者一樣（每45公斤體重每日7公克），因為無論肌酸的初始含量有多少，補充和維持的過程都一樣。必須持續攝取肌酸，因為讓肌肉中的肌酸維持在穩定飽和的狀態，才能帶來最大的益處。

女性特殊時期的飲食安排

受孕期

　　如果體重產生改變，尤其是體重減輕時，成功受孕的機率就會下降。如果體重穩定且營養充足，就能提升成功受孕的機會。體脂肪對生育力來說也非常重要，女性的體脂率介於 20% 至 35% 時，會有最理想的荷爾蒙濃度，此時受孕的機會較高。

懷孕期

　　醫師永遠是妳在懷孕期間最佳的營養資訊來源。本書只能提供概括性的資訊，醫師的建議永遠比任何書籍的準則更重要。懷孕期間不應為了身體組成改變或健身效果而控制飲食，尤其不該為了減重而節食；胎兒的健康與生長應該是這個階段唯一的營養目標。懷孕期間體重增加是意料中事，而且確實有必要。一般來說，懷孕早期三個月的體重增加大約 0.9 至 1.8 公斤，但到了懷孕中期和後期三個月時，每週則大約會增加 0.45 公斤，也就是說這段時間每日平均熱量盈餘大約是 500 大卡。這時候只需要從天然、健康的食物攝取巨量營養素以達到維持體重所需的熱量，並從想吃的食物獲取額外的 500 大卡熱量，讓你可以簡單、健康又愉快地達到熱量盈餘。整個孕期的總體重增加大約會落在 9 至 18 公斤之間（若你懷孕前的體脂率偏低，懷孕期間增加的體重就會偏高；反之亦然）。以下是體重增加的估計量與來源：

- 3.6 至 4.5 公斤來自脂肪組織
- 2.7 至 3.6 公斤來自胎兒本身
- 0.5 至 0.9 公斤來自乳房發育
- 2.7 至 3.6 公斤來自血液與體液
- 0.9 至 1.4 公斤來自羊水
- 0.9 至 1.8 公斤來自胎盤與子宮增長

懷孕的時候，必須吃得健康、吃得好，並聽從醫師的指示。懷孕期間並非關注健康和體態目標的時候。

生產後

剛生產完後需要一段時間的治癒和恢復，才能開始嘗試減重飲食。首先，你的身體需要熱量來治癒生產帶來的損傷，你的荷爾蒙需要時間才能回到正常水準，你也必須有醫師的指示，才能開始做必要的肌肉生長訓練，以避免低熱量飲食造成肌肉流失。就算你能夠在生產後立即開始減脂飲食，也很難正確評估體重變化，因為生產後幾週的水分重量改變會比平常劇烈。通常是在生產後的四到六週以後，醫師才會允許妳自由活動，這時候才能考慮開始減重飲食。

哺乳期

製造母乳每日所需的熱量大約比維持體重所需的熱量多 500 至

650 大卡，而隨著嬰兒開始攝取母乳以外的食物來達到營養需求時，製造母乳所需的熱量就會降低。這段期間的熱量來源建議主要從健康的天然食物攝取。

每日蛋白質攝取量建議比平常多 25 公克，讓身體能夠順利製造母乳。醫師允許你進行活動並開始減脂飲食時，只要還在哺乳期，建議每週不要減掉超過 1% 的自身體重，才能持續提供足夠且健康的母乳。這時期要特別注意母乳的分泌量，有問題的時候應諮詢醫師，並且讓減重飲食的步調變慢，或暫停減脂。寶寶的健康應該是此時最首要的任務。

更年期間與更年期後

更年期時的靜止代謝率和荷爾蒙濃度都會降低，代謝率降低的主要原因是肌肉量隨年紀漸長而下降，因此女性可透過重量訓練來大幅限制代謝率的下降。換句話說，有在做重量訓練的女性通常能保持較高的肌肉量，更年期的代謝率也較高，且在年紀漸長的過程中就算吃得更多也能維持體重。

除了重訓以外，增加鈣質和維生素 D 的攝取，也對更年期女性的骨骼健康有益處。對於停經後女性來說，脂肪攝取最好主要來自不飽和脂肪酸，並多吃全穀物和蔬果，因為雌激素分泌下降會增加心血管疾病的風險。

多攝取豆類可能也有助於降低血壓並改善熱潮紅，因為豆類中的植物雌激素也對人體內的雌激素有小幅度刺激作用。

　　值得關注的是，年齡對健身目標的影響，在女性身上比男性更小，主要的原因是肌肉流失（可透過重訓來有效預防）。較年長的女性增肌或恢復的速度可能比年輕時更慢，但還是很有可能在身體組成和健身目標上取得進步，並同時得到額外的健康好處。

　　停經後採取荷爾蒙治療也是一種辦法。不是所有人都適合這種療法，但對某些人來說，可能可以大幅改善身體組成變化的潛力，妳可以和醫師討論相關細節。

青少年的飲食安排

年輕運動員

　　針對年輕運動員的營養建議，主要的目標是協助孩子建立健康的飲食習慣。向孩童和青少年傳達營養相關概念時，要避免把食物貼上「好」或「壞」的標籤。極端的稱呼可能會讓孩子對食物產生負面的想法，讓他們即使沒有吃很多也覺得犯了禁忌或產生罪惡感。針對較不健康的食物，我們建議以正向、包容的態度讓孩子適量攝取，而非以負面的方式來避免或禁止這些食物。

　　孩子們因為有不同的體型、活動程度和成長速率，熱量攝取的需求也差異很大。小兒科醫師能夠告訴你孩子的體重和成長速率與平均值的關係，並讓你知道在有必要的時候如何調整孩子的飲食習慣。如果孩子有點過重，大多數情況下不建議減少熱量攝取，最好的建議是鼓勵或增加身體活動，並讓孩子多攝取較健康的食物。孩子在體重增

加後，通常會有一段快速成長期，所以大部分孩子都不需要採取限制熱量的飲食方法。由於孩子一直在持續成長，所以幾乎都不需要採取低熱量飲食。只要孩子的飲食健康，也能保持身體的活動，過度的體重監控和飲食計畫通常都沒必要，甚至不健康；過度監控和計畫孩子的飲食，甚至可能導致孩子在成長過程中養成不健康的飲食習慣。

　　隨著孩子的成長，體重會上升，所以蛋白質的攝取也必須增加。對多數孩子來說，蛋白質的健康攝取範圍是每日每公斤體重 1.1 至 2.2 公克，男孩女孩都適用這個數字。碳水化合物應佔孩子每日攝取熱量的一半以上，多數都應來自全穀物、果汁以及蔬果。對孩子而言，幾乎每餐都應攝取到碳水化合物，且整天的分量要平均分配在各餐；另外水果的攝取應比果汁更頻繁，但孩子比成年人更容易因過量的纖維素導致腸胃不適。因此，孩子所攝取的碳水化合物中，最多有一半可來自白吐司、義大利麵以及白米飯，這樣就能在纖維素不過量的情況下攝取足夠的碳水化合物。脂肪對於孩子的適當成長與發展也非常重要，而多元不飽和脂肪酸以及必需脂肪酸則對大腦和神經系統發展特別重要。建議來自脂肪的熱量應佔總攝取熱量的三分之一左右，但飽和脂肪的攝取則應在總熱量的 10% 以下。

　　我們建議與小兒科醫師密切合作，來確保孩子的體重正常並確實達到營養需求，同時也要讓孩子對食物保持正向的態度，不要出現刻意避免的行為。如此一來，將讓孩子取得更好的運動表現和健康，以及正向的飲食習慣。若想瞭解更多年輕運動員營養相關資訊，歡迎參考《給青少年的營養指南》（*Fueling the Adolescent*）一書。

特定疾病的飲食安排

甲狀腺功能低下症

　　甲狀腺功能低下是一種自體免疫疾病，身體的免疫系統會攻擊自己的甲狀腺。發生這種狀況時，甲狀腺會先大量分泌激素來補償，但最終會過載，造成整體甲狀腺濃度低下，出現的症狀包括血糖控制異常以及體重上升。某些人可透過合成性甲狀腺激素的處方來有效治療，而除了醫療以外，調整為更健康的飲食型態也能控制病情並延長壽命。若將碳水化合物攝取分配得更平均，並減少碳水化合物的總攝取，有助於促進血糖控制，而少掉的碳水化合物可由攝取健康的脂肪來彌補。

　　不幸的是，甲狀腺功能低下與伴隨而來的體重增加，都會提升心血管疾病的風險，所以患者的體脂率若能比平均值低一些，將對甲狀腺功能低下患者的健康更有益。女性的體脂率建議在 16% 至 25% 之間，而男性則建議在 6% 至 15% 之間。與醫師討論藥物治療以及飲食調整的相關建議，可以幫助你維持較低的體脂率。

甲狀腺功能亢進症

　　甲狀腺功能亢進是甲狀腺過度分泌激素的一種症狀。此症狀會大幅增加身體的能量和葡萄糖消耗，導致持續的肝糖耗竭及低血糖風險。如果患者未攝取充足的營養，可能導致脂肪與肌肉快速流失。針

對甲狀腺功能亢進患者最常見的建議，就是提升熱量攝取。這類人需要更多的蛋白質來抵銷肌肉流失的風險；更多的碳水化合物來提供足夠的血糖和肝糖，以維持活動程度和心智靈敏；更多的脂肪來讓增加熱量攝取的過程更容易忍受。高碳水化合物不僅可以避免身體分解肌肉蛋白做為能量使用，也能在訓練前、中、後大量攝取，為恢復和有效率的訓練提供足夠能量。

比起其他體型和活動量相似的人，甲狀腺功能亢進患者在各種飲食階段都需要攝取更多熱量。這點在減重階段相當方便，因為只要稍微限制熱量就能快速減重（前提是蛋白質要足夠）；另一方面，因為必須吃下很多食物，使得光是要維持體重可能相當困難；而增肌也會相當困難，因為需要攝取非常多的熱量，才能克服身體快速的代謝率。甲狀腺功能亢進的患者常常必須使用第八章提到的「飢餓促進策略」，配合相當強大的意志力，才有辦法增重。

多囊性卵巢症候群（PCOS）

多囊性卵巢症候群屬於一種內分泌失調，會導致卵巢囊腫，以及許多令人難受的症狀，其中有些會影響健身目標，包括代謝率下降（熱量消耗可能比健康者減少 20%），以及胰島素阻抗。建議 PCOS 患者採取降低熱量攝取，並將碳水化合物平均分配於各餐的飲食法，並建議避免攝取高升糖指數的碳水化合物食物。PCOS 患者若要減重，應先減少碳水化合物攝取以降低熱量，再考慮減少健康脂肪的攝取。養成運動習慣也能直接改善胰島素敏感度，也能促進減重，進一步間接

提高胰島素敏感度。醫療手段包括透過避孕藥來調節月經週期、服用 Metformin 來調控胰島素與血糖，以及透過藥物抑制食慾。PCOS 患者在執行任何飲食計畫之前，應取得合格營養師及醫師的同意。

第一型糖尿病

第一型糖尿病也常稱為「青少年發病型糖尿病」，因為發病年齡多為青春期的孩子。第一型糖尿病屬於自體免疫疾病，身體的免疫系統會攻擊並摧毀胰臟的胰島 β 細胞，使胰臟無法分泌胰島素，因此無法將葡萄糖運送至體內多數細胞。

第一型糖尿病最有效且常見的治療方法是注射體內無法自行製造的胰島素，而飲食必須配合胰島素注射，否則胰島素與血糖失衡可能會有致命風險。如果注射胰島素卻沒有攝取食物（尤其是碳水化合物），血糖濃度可能會低到危險的程度。因此，注射胰島素的患者不能省略一餐，且飲食中應含有大量消化較慢、纖維素較高的碳水化合物，即碳水化合物來源主要以全穀物和蔬果為主，並儘量避免加工的碳水化合物。需要特別注意的是，第一型糖尿病患者的任何飲食調整都應由醫師或合格營養師直接監督。

第二型糖尿病

第二型糖尿病又稱為「成年發病型糖尿病」，好發於三十歲以上的成年人，屬於最常見的糖尿病種類，佔所有糖尿病案例的90%以上。

第二型糖尿病患者的血液中長期含有過量的營養素，造成周邊胰島素阻抗，此時胰臟必須分泌更多胰島素來提升胰島素敏感度，而一段時間以後，體內會同時出現高胰島素濃度以及高血糖的狀況。在更嚴重的情況下，胰臟最終會過載，使得胰島素分泌開始變慢甚至停止，造成高血糖症（血糖濃度過高）這個對健康影響非常大的症狀，可能導致截肢、腎衰竭、失明，甚至死亡。

第二型糖尿病可用調控血糖的方式來改善胰島素敏感度，但最後可能需要注射胰島素來取代失去功能的胰臟。至於飲食方面，建議患者攝取慢速消化的碳水化合物並平均分配在各餐，以避免血糖急遽上升。減重和減脂是避免第二型糖尿病風險升高的最好辦法，越精實和瘦小的人，胰島素敏感度就越好，因此建議在患有第二型糖尿病的風險前就先減重。如果已經患有第二型糖尿病，減重和運動只能延緩胰臟失能的過程，無法根治。無論如何，提升身體活動力、減重、減脂是對抗第二型糖尿病的強力武器。

妊娠糖尿病

孕婦首次確診第二型糖尿病時，稱為「妊娠糖尿病」，此病可能導致生產結果異常，並危及胎兒性命。妊娠糖尿病的治療方法通常是注射胰島素來降低血糖，但飲食調整也是有效的控管策略。發育中的胎兒相當脆弱，所以妊娠糖尿病是非常危險的狀況，必須在合格營養師的指引下才能執行相關的營養治療。一旦發生，這時候的首要任務是讓血糖濃度回到正常值，避免胎兒受到高血糖或低血糖的影響，而

方法包括確保整天下來每餐碳水化合物的攝取量大致相同。此時也應限制加工糖份的攝取，並多吃全穀物與蔬果，少量多餐也可能有助於讓血糖濃度回歸正常。此外，避免懷孕期間過度增重，也能有效避免妊娠糖尿病。

重點整理

> 一日訓練不只一次時，必須依照比例提升熱量和碳水化合物攝取來增加整體活動程度。

> 每日進行多次訓練時，高升糖指數的碳水化合物特別有助於儲存足夠的肝糖，且應於訓練中、訓練後以及不同次訓練間的飲食中攝取。

> 純素者的一般飲食建議與其他人相同，但建議將蛋白質的攝取量提高 20%，並更仔細監控或補充鋅、鈣、鐵、維生素 B12、維生素 D以及肌酸。

> 懷孕前後不建議透過飲食控制來減重，而哺乳期的減重速率應有所限制。

> 年輕運動員的飲食計畫應以培養基本健康飲食習慣為主，不要太拘泥飲食細節，也不要刻意為了身體組成而控制飲食。

> 許多特定疾病可透過飲食和運動來有效管理，但有些則可能需要輔以更多的藥物或醫療手段。

14

比賽日營養策略

COMPETITION DAY NUTRITION

不同運動項目之間，關於比賽日的營養建議有很大的差異，同一運動項目的比賽日與非比賽日之間的差異也很大。接近比賽的時候，最重要的飲食原則就是讓身體有更多能量，並避免腸胃不適。不同運動對於最佳表現的水分與電解質平衡有不同的要求，也有各自的飲食時機和食物組成原則。在分量級的運動項目中，會出現讓身體安全脫水的過程，應該小心規劃與執行；而在脫水減重後及時補充水分、電解質與營養素來參加比賽，對運動表現非常重要。

耐力型運動比賽

「肝糖超補法」是耐力運動與其他運動的一個重要差異，但重要性常常備受誇大。只要比賽前有足夠的肝糖存量，補充存量確切用什麼方法其實不會有什麼影響。耐力型運動項目營養策略的特色，在於訓練中碳水化合物、水分以及電解質的攝取建議較為複雜。只要符合這些建議，就可依據個人喜好來彈性調整。

營養策略在比賽中帶來的反應因人而異，會大幅影響運動表現，所以耐力型運動員必須在訓練時就先嘗試營養策略來評估身體反應，並在未來比賽時調整策略。

賽前一週

超過三小時的賽事才需要在比賽前一週使用肝糖超補法，而在比賽當週必須確保攝取的熱量足夠恢復以及肝糖回填。此時不應執行低熱量飲食，並建議將一些熱量來源從脂肪換成碳水化合物，以確保肝糖得到最佳恢復。此時也很適合練習比賽中的營養策略，如果賽事超過三小時，在比賽前兩、三天開始提升碳水化合物攝取量，每公斤體重大約比平常多攝取 4 至 6 公克，並盡量選擇中高升糖指數的食物，以及避免攝取過多的纖維素。若碳水化合物的攝取稍微超過建議量，可能會對自行車賽事的表現有益。自行車賽事比起跑步更不受體重限制，所以就算因為肝糖、水分以及腸道中的食物而讓身體多了幾公斤的重量，也不太會影響體內肝糖完整儲存所帶來的益處。

賽前一日

為了超過三小時的比賽持續使用肝糖超補法（大約兩小時左右的賽事也一樣），建議在比賽前一日增加碳水化合物攝取量，每公斤體重大約比平常多攝取 6 至 11 公克，並且將這些攝取量平均分配在一天的飲食，最好可以延續到比賽前一日的晚上。如果你參加的比賽時間少於一小時，就不需要大量補充碳水化合物，只需要在比賽前一日稍微增加攝取，每公斤體重大約比平常多 1.1 公克就可以。

賽前飲食

如果比賽時間超過兩小時，只要你的胃裝得下，且不會感到腸胃不適，賽前應儘量攝取碳水化合物。攝取的份量因人而異，有人可能每公斤體重會需要攝取 2.2 公克的碳水化合物，有人則不超過 1.1 公克。如同先前討論，可以事先在長時間訓練前練習執行賽前飲食，這樣會讓你更清楚自己在賽前需要攝取多少碳水化合物。建議盡早且經常實驗，否則反彈性低血糖（血糖急遽下降）會造成強烈的飢餓感、顫抖、冒汗、暈眩、噁心、疲勞等反應，都不利於運動表現。通常建議在比賽開始前一個半小時至兩小時攝取你的賽前飲食，而比賽開始或暖身前十五分鐘內再吃一點容易消化的碳水化合物，也會有不錯的效果。

比賽日

⊕ 碳水化合物建議

決定訓練中的碳水化合物需求時，耐力運動員必須考慮是否會有腸胃不適的狀況，以及所選碳水化合物來源的吸收速率。運動時碳水化合物吸收的最高速率大約是每小時 90 公克，而研究顯示吸收率與運動員的體重或體型幾乎沒有關聯，但個體之間的差異可能高達 20%。無論如何，每小時攝取超過 90 公克的碳水化合物，無助於促進表現。運動持續時間越久，攝取碳水化合物的速率必須越高。表 14.1 列出各種運動長度的最低、建議及最高碳水化合物攝取量。你可以先從「建議」攝取量開始，然後慢慢往「最高」增加，找到能達到最佳表現的攝取量。如果你的腸胃開始出現狀況，請考慮往最低的方向減少攝取，不過不建議低於最低值，否則表現可能會受到影響。

比賽中碳水化合物攝取量（克／小時）			
時間長度	最低	建議	最高
最多 30 分鐘	0	10	30
30 分鐘至 1 小時	0	20	40
1 小時至 1.5 小時	10	30	50
1.5 小時至 2 小時	20	40	60
2 小時至 2.5 小時	40	50	70
2.5 小時至 3 小時	50	60	80
3 小時以上	60	75	90

表 14.1　各種長度的耐力競賽的碳水化合物最低、建議與最高攝取量。

以上有些建議數值會比研究數據稍微高一些，因為稍微過量攝取碳水化合物可能有助於肝糖回填，對於長時間的耐力項目很有幫助。

無可避免的是，碳水化合物的攝取速度一定跟不上長時間耐力比賽時的代謝需求，因為持續運動時，腸道吸收碳水化合物的速率有限。因此，每單位時間就要盡可能攝取最多的碳水化合物，方法是在訓練中碳水化合物飲料多加一些果糖。每小時需要吸收的數量越多，果糖與葡萄糖的比例就越高，最高可達 1：2。

⊕ 水分補充建議

在穩定喝水的情況下，多數運動員在運動時每小時都能攝取一公升的水分，而不會感到腸胃不適，不過前提是水分中的糖和電解質濃度比體內濃度更低，因為這樣會讓胃排空的速度變慢。有時候可以提升水分中糖的濃度，來讓身體獲得更多能量，雖然這樣會稍微影響水分的補充。這是一個很複雜的議題，但建議從含糖量 6% 至 8% 的液體開始攝取，糖分含量更高的飲料則應小心攝取，並且要在賽前先實驗過，以確保攝取糖份時還能補充足夠水分。弔詭的是，急性脫水也會延緩胃排空速率，所以一旦開始脫水，身體吸收水分的能力也會受影響。極限耐力運動員必須努力防止脫水，胃部空間越滿（快要接近不舒服的程度），胃排空的速率越快，而運動員就可以利用這點，規律攝取水分來維持佔據的胃部空間（建議每十分鐘喝水一次，最多十五分鐘）。若超過十五分鐘才喝水，可能會導致胃排空速率下降、耐力運動時較難維持水分補充，甚至可能造成低血糖。有人會在比賽快結束時停止攝取水份以達到最佳運動表現，但這種做法可能只適合追求極致表現的進階運動員——即便如此仍存在著風險。

力量、爆發力、格鬥型運動比賽

力量、爆發力、格鬥運動和多數運動一樣，都能受益於飽滿的肝糖存量。除非你必須減重來達到比賽量級需求，否則比賽前三至四天應攝取足夠熱量來維持體重，也要攝取很多碳水化合物來填滿肝糖存量。比賽當天的壓力與刺激會讓你的胃部更敏感，所以建議採用平常習慣的飲食，以避免腸胃不適。

如果你參加的項目是健力、大力士比賽，或是任何一個一天內比多個項目，且項目之間間隔數小時的運動項目，在整個比賽過程中補充能量就相對簡單，因為這類賽事的時程安排讓你有足夠的時間補充水分、肝糖以及熱量。建議選擇低脂、低纖維素的食物，並在每次休息時間開始時馬上飲食，這樣就可以儘量避免下一次上場會受到消化問題的影響。大多數形式的蛋白質消化速度都比較慢，所以建議用蛋白質飲料做為攝取蛋白質的來源，並透過高升糖指數的食物來補充碳水化合物。

對於格鬥錦標賽參賽者來說，每場比賽或回合之間的休息時間更短，所以必須選擇消化速度更快且對腸胃更友善的營養來源，因此蛋白質飲料和含電解質的碳水化合物飲料可能是最適合你的選項。

在健美比賽達到最佳表現

在健美比賽達到最佳表現需要複雜的飲食策略，因為不同人要達到最佳表現，使用的方法差異可能很大。目前業界有很多專門幫助健

美運動員達到最佳表現的備賽教練，這些教練往往供不應求，因為他們能夠根據選手個人需求來調控飲食計畫。健美比賽達到最佳表現的過程和各種策略可能要一本書的篇幅才能完整說明，本節將討論達到最佳表現的一般策略架構，詳細方法當然還是要根據個人反應來調整。除了以下的指示以外，我們也建議進行大量練習並參考專家建議。

　　健美比賽達到最佳表現的過程應從賽前約 1.5 週開始，才能讓你以等熱量狀態達到最佳表現，這表示在賽前 1.5 週時，你就要盡可能把體脂率壓低。換句話說，你要更早開始減脂飲食，才來得及在比賽日達到最佳表現。

巨量營養素

　　賽前一週半左右的時候，蛋白質攝取量應為每日每公斤體重 2.2 至 3.3 公克，而脂肪則至少為每日每公斤體重 0.7 公克，甚至建議攝取更多來讓荷爾蒙濃度回歸正常。健美比賽的目標就是盡可能讓肌肉顯得大塊且明顯，並用肉眼就能明顯看出皮膚下的血管。增加碳水化合物攝取來填滿肝糖存量的時候，肌肉會看起來比較飽滿，但同時也會讓水分留滯在皮下，讓你看起來比較不精實。你的目標是填滿肝糖存量同時盡可能減少皮下水分，以下提供三種方法：

⊕ 微調

　　如果快速增加碳水化合物的攝取，很可能造成皮下水腫，此時可根據外表來適當調整碳水化合物攝取。如果你的肌肉看起來扁平，就

增加碳水化合物攝取；如果看起來浮腫且皮下有水分，就減少攝取。這種方法的風險很低，但可能無法達成最大的肝糖存量，需要練習或有經驗教練的協助才能做得好。

⊕ 緩慢上升

我們知道儲存肝糖和細胞補水的過程要達到正常，需要數小時至數天的時間，所以增加肌肝糖的另一種方法就是緩慢增加（每日增加50 至 100 克的碳水化合物）。一開始增加的碳水化合物可能會因為水分留滯而影響外表，但只要經過一兩天後就會改善。緩慢上升方法應有目標上限，在賽前七十二小時每日每公斤體重最高攝取 11 克的碳水化合物。如果你在賽前七十二至九十六小時發現皮下水分留滯的跡象，就減少 40% 的碳水化合物攝取，這樣應該就能在比賽時達到正常水準；如果更早就出現水分留滯，就先維持當下的碳水化合物攝取，到了賽前七十二至九十六小時再重新評估。

⊕ 耗竭超補償

這也許是最複雜且風險最高的策略，但可能也帶來最好的效果。在肝糖超補償的過程中，肝糖耗竭的肌肉在短時間之內通常更容易回填肝糖，且回填的份量比之前稍大一些。達成這個現象的方法是先在中週期最後一週做大量的全身訓練，然後在比賽前一週限制或完全不攝取碳水化合物兩到四天，來將肝糖耗竭。大約在比賽前七十二小時，就能開始高碳水化合物的飲食（每日每公斤體重大約 7 至 11 公克），超補償就會產生。這個方法的風險在於會增加更多疲勞，而且執行過

程中幾乎沒有調整外表的空間；但如果執行得當，超補償原則將能讓你獲得最飽滿的肌肉以及最少的皮下水分，進一步提升你的競爭優勢。如果你有經驗且知道如何正確攝取碳水化合物，也能充分掌握時機，使用這個策略相當值得。如果你不太熟悉本策略背後的生理機制，建議諮詢具備運動相關領域高等教育背景，且有指導健美運動員經驗的教練。

水分

提升碳水化合物攝取有助將攝取的水分移至肌肉中，而若要達到更明顯的效果，可在賽前一週半的時間攝取比需求量更多的水分。建議先從多攝取 50% 的水分開始，會先出現利尿（排尿增加）的狀況，但額外攝取的水分將足以填滿你的肌肉。

賽前一兩天的時間，你可以回歸正常的水分攝取。由於減少的攝取量不大，利尿效果會持續，有助於去除皮下水分，也不會讓肌肉脫水，或引發導致水分留滯於皮下的抗利尿反應。

鹽／電解質

調控電解質可以讓你微調外表，但可能會出現嚴重錯誤，破壞比賽結果。我們建議避免使用調控電解質的方法，除非你非常有經驗，或有具備運動相關領域正式教育背景的專業健美教練的協助，畢竟這種獲得最佳外觀的方法通常是風險大於回報。

減少水分重量

雖然在任何情況下，我們都不建議在比賽時仍持續減脂飲食（其實我們建議比賽四到八週前就要減到目標體重），但有時候減少水分重量，可以在不犧牲表現的情況下讓你進到更有利的量級。為了安全、健康以及最佳的恢復能力，我們建議在任何情況下都不應減去超過 5% 自身體重的水分重量。過磅以後有多少時間補充水分和營養，決定了你可以安全減去多少水分重量（最多 5%）。

表 14.2 列出特定時間內可以透過水分減去和補充的體重，以及調控過程所需的準備時間。

過磅和比賽間隔	可減多少自身體重	過磅前所需準備時間
24 小時	5%	大約一週
12 小時	3%	大約四天
2 小時	2%	大約一天
上場前過磅	1% 以下	不到一天

表 14.2 過磅與比賽之間，以及過磅前幾天的準備過程中，可以透過減少水分和補充水分來安全減去的體重百分比。

脫水可能帶來危險，尤其是脫水程度接近 5% 自身體重時，而如果身體本來就有狀況，風險就會更大。你可能聽說過綜合格鬥選手採用更劇烈的方法來減少水分重量，但這種做法非常危險，可能導致身體器官永久損傷，甚至死亡。這些選手透過脫水來減去超過 5% 自身

體重時（身邊通常都有醫師協助，並採用靜脈注射做為恢復手段），其實正冒著相當大的風險。

事後補充水分也和賽前脫水一樣重要，必須回復電解質平衡、回填肝糖存量，而且選手過磅後應該立刻補充水分，整個過程必須和脫水過程一樣小心謹慎，且對運動表現有很大的影響。嘗試以下任何脫水方法之前，建議事先諮詢醫師，而就算有醫師的同意，最好還是有人從旁協助，並謹慎執行。

上場前過磅

對於力量或格鬥運動來說，透過脫水減去 1% 自身體重不太會影響表現，所以就算過磅後緊接著就要上場比賽，還是值得用這種程度的脫水達到較輕的量級。要透過脫水來減去 1% 自身體重，就要在過磅前十二小時左右將飲水量降到最低，而過磅前十二至二十四小時內應避免攝取體積較大的食物（特別是含有纖維素的食物），而在比賽當日和前一日應將減少鹽分攝取 70% 以上。

對於柔術（通常是上場前過磅）等需要較高耐力成分的項目而言，任何程度的脫水都可能影響表現，這時候若不想進一步犧牲表現，頂多只能避免不必要的水腫（過度補充水分），且在過磅前一天以及當天上午，都應避免吃鹽分過高和體積較大的食物。

我們認為最好的辦法還是在比賽前幾個月採用本書討論過的減脂方法，以確保你維持在正確的體重範圍，並在賽前過磅的比賽中發揮良好表現。

賽前一小時過磅

水分和營養素在兩小時之內幾乎沒辦法恢復，因此如果是這樣的過磅模式，最多只能透過脫水減去 2% 自身體重，而且需要一天的準備時間。

過磅前一天應該：

- 攝取體積小的食物
- 將碳水化合物攝取量限制在每公斤體重 0.7 公克以下（越少越好）
- 減少攝取約 70% 的鹽分
- 過磅前約十二小時開始不要喝水

過磅後應該立刻：

- 每 45 公斤體重至少攝取 1 公升的液體
- 每公斤體重攝取約 2.7 公克的碳水化合物
- 每公斤體重約攝取 0.7 公克的蛋白質
- 每公斤體重約攝取 0.2 公克的脂肪

三明治、低脂握壽司、米飯、義大利麵或是其他形式的碳水化合物與優良蛋白質，搭配軟性飲料、運動飲料以及低脂洋芋片等，都很適合做為過磅以後的補充食品。攝取消化速度適中至快速，且纖維素含量較低的巨量營養素，有助於將營養素及時運送至各身體部位，以提供比賽所需的能量。

賽前十二小時過磅

　　過磅和比賽之間大約相隔十二小時，足以讓你透過脫水減去 3% 自身體重，但需要更多的準備時間才能安全執行這種程度的脫水。由於有更多的回填時間，所以可以透過減少碳水化合物攝取來讓更多水分流失，進一步減少體內肝糖所含的水分。這樣的時間安排也能較早開始執行水分過載，以促進後續的脫水。以下是透過脫水減去 3% 自身體重的過程，從過磅前四天的步驟開始，內容包括各步驟的詳細說明以及回填策略。

過磅前四天應該：

- 將碳水化合物攝取限制在每公斤體重 0.7 公克以下
- 每天每 45 公斤體重至少攝取 4 公升液體
- 維持正常鹽分攝取

過磅前四十八小時應該：

- 減少攝取約 70% 以上的鹽分

過磅前二十四小時應該：

- 開始限制水分攝取（頂多只能為了吞嚥食物而小口喝水）
- 限制食物體積
- 限制纖維素攝取

⊕ 低碳飲食

肝糖中每公克的碳水化合物可以儲存高達 3 公克的水分，因此體重 70 公斤的人大約可儲存 500 公克的肝糖以及 1.5 公斤的水分，使得肝糖與水分的總重達到 2 公斤。若消耗 75% 的肝糖，會讓體重減輕約 1.5 公斤，對於體重 70 公斤的人來說，就超過了 2% 自身體重。

所有日常任務都會用到肝糖，而通常大約在連續五天少量或完全不攝取碳水化合物後，肝糖就會耗竭。未攝取碳水化合物的時候，可增加脂肪攝取來彌補熱量的不足。

⊕ 水分過載

攝取大量水分會讓身體的水分維持系統進入利尿模式，也就是說，如果你攝取的水分高於需求量，身體就會上調水分排除的模式，這一點在後續脫水減重時非常關鍵。這段時間攝取的所有液體都含有水分，而且你也會從食物中攝取大量水分，因此攝取的食物和液體都會讓身體水分過載。如同先前討論，攝取大量水分時可能會有低血鈉症的問題，為了安全起見，必須攝取足夠的額外液體，讓你能夠頻繁排尿（每數小時排尿一次），並讓尿液呈現淡黃色，但每天每 45 公斤體重不要攝取超過四公升的水分。執行水分過載時，須注意是否出現噁心、頭痛、暈眩、肌肉痙攣等症狀，若出現類似症狀或感到不舒服，應停止喝水並諮詢醫師。另外，將水分攝取平均分配在一天的時間中也很重要，不要一次喝太多水，以單次不超過一公升為原則，且分配得越離散就越安全。執行水分過載的前幾天會因為大量的水分造

成體重上升；而體內水分調控路徑開始適應較高的水分攝取並開啟利尿模式，加上低碳水化合物攝取造成肝糖耗竭以後，體重就會下降。

⊕ 鹽分限制

鹽分比肝糖更能將水分吸收進身體組織，因此限制鹽分攝取會是大幅減少身體水分的方法。不過，人體內控管鹽分濃度的荷爾蒙非常敏感，會在限制鹽分攝取後幾小時之內開始抗利尿（水分保留）模式，因此如果過磅時間在賽前十二小時，會在脫水過程的後期才開始調整鹽分攝取。限制鹽分攝取開始前，整週都先攝取正常份量的鹽，並飲用些許不含碳水化合物的電解質飲料來補充部分的水分。

⊕ 水分限制

這個階段只需要攝取足以讓你吞嚥食物的水分就好。水分過載、肝糖儲存釋放出來的水分以及降低鹽分攝取，都會讓身體進入利尿模式，造成大量排尿和水分重量流失。

⊕ 食物體積限制

過磅前一日要儘量減少消化道中的食物，攝取體積小、纖維素含量少（因為纖維素含有水分）的食物，會讓需要消化的食物減少，也降低排泄物的重量。此時也應避免攝取蔬果，而酪蛋白布丁是很理想的食物選項，雖然體積小，但卻擁有較高的飽足感。

過磅後必須補充流失的液體、碳水化合物以及電解質，才能有良好的運動表現，而且應在過磅後盡快執行。此時因為時間有限，建議

攝取消化速度較快的食物。過磅後應在前六小時將多數食物攝取完畢，如果過磅時間是比賽前一天晚上的話更是如此，而且補充食物後必須睡覺。液體的補充可以較為分散，因為你必須喝的液體量相當大，而且一次攝取太多液體可能對身體有害。

賽前十二小時過磅後，你應該立刻：

- 每 45 公斤體重大約攝取 4 公升的液體 *
- 每公斤體重大約攝取 55 大卡的熱量
- 每公斤體重大約攝取 10 公克的碳水化合物
- 每公斤體重大約攝取 1.5 公克的蛋白質
- 每公斤體重大約攝取 1.1 公克的脂肪

* 建議在補充的時間內分散攝取液體，而且一次絕對不要攝取超過一公升的純水（以降低低血鈉症的風險）。如果在大約前六小時內一次必須攝取超過一公升的液體，才能完成水分補充，建議選擇含電解質的飲料來大量攝取水分。

賽前二十四小時過磅

此種策略和賽前十二小時過磅非常類似，差別只在我們會稍微提早開始減少碳水化合物攝取，以及執行水分過載來達到更多的水分流失。過磅和比賽之間會有更多時間讓我們補充，所以水分減少的幅度會比較大，最多可以達 5% 自身體重。這樣的時間安排也讓我們能在有必要時再做一些最後調整，也可以透過提高體溫來讓身體排汗以流

失水分。以下是賽前二十四小時過磅的耗竭與回填策略時間表，以及過程中各個面向的詳細解釋。表 14.3 說明賽前二十四小時過磅的耗竭程序時間表。

使用策略	開始時間	結束時間
低碳飲食	過磅前 7 天	過磅後
水分過載	過磅前 7 天	過磅前 24 小時
鹽分耗竭	過磅前 48 小時	過磅後
水分耗竭	過磅前 24 小時	過磅後
食物體積限制	過磅前 24 小時	過磅後
提高體溫	過磅前 12 至 4 小時	過磅後

表 14.3 本表簡短說明各項策略的時間表，包括低碳飲食、水分過載、鹽分耗竭、水分耗竭、食物體積限制以及提高體溫，這些策略都必須分別在過磅前七天內開始執行，才能成功減去高達 5% 自身體重的水分。

賽前二十四小時過磅的低碳飲食、水分過載、鹽分與水分限制以及食物體積限制等建議都和賽前十二小時過磅的理由一樣，可參考〈賽前十二小時過磅〉一節。

⊕ 提高體溫

這個策略會在過磅前十二小時左右執行。透過提高體溫，我們會因為出汗而流失更多水分重量。不過，提高體溫的缺點是過程非常疲勞，長時間執行也不安全，所以我們建議：

- 先確認其他策略都已確實執行，再使用本方法。
- 過熱時間（例如芬蘭浴）不得連續超過二十分鐘。
- 密切觀察身心狀況，有必要時馬上降溫。
- 水分流失大約以 1% 自身體重為限。

　　如果開始感覺視力模糊、協調性下降或肌肉虛弱，請立刻停止減重並尋求醫師協助。我們建議先取得醫師許可後再執行本策略，且執行過程應全程有人陪同（不能是與你同時透過減少水分來減重的夥伴）。

　　提高體溫和透過出汗讓水分流失有些許方法，包括穿著比當下天氣更暖的衣服、芬蘭浴、洗或泡熱水澡等等，但我們不建議穿著太多衣服運動，因為身體在這種情況下用力會帶來額外的疲勞感。

　　「提高體溫」這個策略會讓人壓力很大且非常疲勞，所以建議盡可能降低負面影響。如果你充分利用其他策略，而且減重幅度也在安全的範圍內，就不必積極執行這個策略。

⊕ 賽前二十四小時過磅的補充

　　任何透過脫水減重的策略都一樣，減重後及時補充流失的營養素和水分，是達到最佳運動表現的關鍵。賽前二十四小時前過磅完以後，應立即開始補充，且大約在十二至十六小時後大致補充完畢，並留下足夠的睡眠時間（休息也是解決脫水造成疲勞累積的關鍵）。補充完所有營養素與水分，而且也準備好比賽的時候，你的體重會透過回到基準點來反映這點。如果比賽日早上的體重還是比平常輕，表示你仍然需要積極補充液體和營養素。

賽前二十四小時過磅後，你應該立刻：

- 每 45 公斤體重大約攝取 6 公升的液體 *
- 每公斤體重大約攝取 77 大卡的熱量
- 每公斤體重大約攝取 15 公克的碳水化合物
- 每公斤體重大約攝取 1.5 公克的蛋白質
- 每公斤體重大約攝取 1.1 公克的脂肪

* 建議在補充的時間內分散攝取液體，而且一次絕對不要攝取超過一公升的純水（以降低低血鈉症的風險）。
如果在大約前二至十六小時內一次必須攝取超過一公升的液體，才能完成水分補充，建議選擇含電解質的飲料來攝取大量水分。

⊕ 碳水化合物補充

　　每公斤體重 15 公克的碳水化合物是相對較大的攝取量，建議將碳水化合物攝取平均分配在過磅後的十二至十六小時。碳水化合物的吸收和重新合成為肝糖的速率有限，一般來說，建議每兩小時每公斤體重攝取 2.2 公克的碳水化合物。如果你的體重是 68 公斤，建議將碳水化合物攝取量限制為每兩小時大約 150 克，也就是說，如果你每四小時吃一餐，每餐就需攝取 300 公克的碳水化合物。所選擇的碳水化合物應含有相對較低的纖維素（促進吸收並避免因為太飽而無法攝取其他所需食物和液體）、中等至較高的升糖指數（促進吸收速率、肝糖超補率以及營養素總負載量），並同時包含固體和液體來源——此時，「好吃的」碳水化合物就派上用場了，建議選項包括低脂餅乾、蛋糕、蘇打餅、洋芋片、兒童早餐麥片、脫脂或低脂調味牛奶、白麵包、白米飯、含糖運動飲料、果汁以及不含咖啡因的汽水。

⊕ 熱量在恢復時扮演的角色

　　過磅後的十二小時內必須攝取大量的熱量，有兩個原因。首先，脫水的副作用是疲勞，而高熱量飲食是解除疲勞最好的方法之一；第二，如果碳水化合物達到建議攝取量，但總熱量攝取不足，那麼大部分碳水化合物都會用來提供正常身體活動的能量，而不是合成為肝糖。只要注意脂肪攝取不要過量，並減少攝取纖維素，以避免延緩消化。

⊕ 鹽分補充

　　要補充電解質，不需要攝取鹽錠或在食物中加入太多鹽。大量的食物攝取得以讓你補充大部分所需的鹽分，而你喝的運動飲料也會在補充水分的同時補充電解質。

以下是賽前二十四小時過磅的飲食計畫範例：

- 剛過磅完：開特力與乳清蛋白
- 30 分鐘後：午餐肉加白麵包三明治、低脂洋芋片、一杯水
- 2 小時後：低脂捲餅加兩杯正常大小的無咖啡因汽水
- 1.5 小時後：淋上含糖醬的脫脂冰優格、一杯水
- 2 小時後：午餐肉三明治加低脂洋芋片、一杯水
- 1.5 小時後：低脂魔鬼蛋糕加一杯脫脂巧克力牛奶
- 3 小時後：壽司加醬油、一杯開特力
- 1.5 小時後：家樂氏果醬土司餅乾，加進一杯脫脂草莓牛奶
- 3 小時後：只含白飯和蛋白質的照燒料理、一杯水

　　隔天早餐可選擇與過磅後任一餐類似的飲食，並繼續補充水分。

重點整理

> 賽前肝糖超補法是填滿肝糖存量的有效辦法，適合耐力項目或任何超過三小時的比賽。

> 耐力運動員比賽時應全程不停攝取含電解質的水分與碳水化合物，但應以合適的劑量攝取以避免腸胃不適。

> 多數力量、爆發力、格鬥運動除了在賽前幾日持續補充水分與妥善飲食以外，不需要在賽前或比賽當日執行太進階的特定營養策略。

> 要在健美運動達到最佳表現，需要小心調控碳水化合物、水分與電解質，且應該在專業人士的指導下執行，執行不當可能造成危險。

> 為了量級而脫水的策略，很大一部分取決於過磅和比賽之間有多少可以補充水分、營養素以及電解質的時間。

> 脫水可能伴隨大量風險，嚴重時甚至可能導致死亡，所以使用時必須在醫師的許可與專業人士的監督下進行。

15

腸道健康

GUT HEALTH

近年來有非常多營養素消化與吸收的相關研究。在你吃完精心設計的訓練後飲食之後，體內發生的事情遠超乎你想像的多。人體腸道含有超過一百兆個微生物，其中包含數千個品種以及數百萬種基因表現。腸道內細菌的數量大約是人體細胞的十倍，合計重量大約是 1.5 公斤。這些細菌通稱為腸道菌群，負責調控非常多身體功能，包括食物消化、合成維生素、食慾調節以及免疫系統等等，甚至能影響代謝與認知功能等各種過程。

越來越多證據顯示，人體內腸道細菌的種類和比例（所謂的腸型分析）甚至可能與肥胖的傾向有關。腸道菌叢失衡（腸道菌群缺乏多樣性，且充滿有害細菌）可能造成發炎性腸道疾病、胰島素阻抗，甚至肥胖。

充分證據顯示健康的腸道菌群有助於促進健康與健身結果，但前提是要先妥善安排其他的飲食原則，就算喝益生菌飲料也無法彌補營養不良和計畫不周的結果。有趣的是，健康飲食本身可能就是促進腸道健康最關鍵的因素。

補充品確實可以增加某些益菌的數量，但無法扭轉個人腸道健康。近期研究甚至顯示益生菌補充品可能具有風險與缺點，因此不應無條件無限制地使用。

腸道菌群對食慾與代謝的影響

食慾

雖然背後機制尚未完全確定，不過有越來越多證據顯示腸道菌群會影響腸道和大腦內調節飢餓的荷爾蒙。腸道細菌會使一些纖維素發酵，而發酵後的副產品（短鏈脂肪酸）會刺激荷爾蒙生成，發出飽足感的訊號。有些細菌可以產生特定神經傳遞物和神經調節物來抑制食慾，而腸道細菌似乎也會傳遞訊號影響我們的飲食行為，使我們有時是為了開心而吃，而非因為飢餓。影響飢餓和食慾的因素很多，需要更多相關研究，但腸道菌群確實會在飲食行為、肥胖機率和飲食習慣失調上產生影響。

代謝

骨骼肌是體內代謝最旺盛的組織之一，而健康者的骨骼肌對於能量是否充足十分敏銳。糖尿病、肥胖以及高脂肪飲食都可能影響代謝靈活性，亦即「骨骼肌代謝異常」，造成更多脂肪囤積在肌肉中，而且也導致利用脂肪做為能量的效率降低。骨骼肌含有免疫系統受器，會由脂多糖（LPS）啟動，而脂多糖是由特定品種的腸道細菌分泌。肥胖或患有第二型糖尿病的人會有較高的脂多糖濃度，體內分泌脂多糖的細菌較多，與脂多糖連結的免疫受器也較多。高脂肪飲食也會增加腸道通透性，讓更多脂多糖進入血液中。脂多糖與骨骼肌內的免疫受器連結時會產生發炎反應，使代謝靈活性下降。

雖然人類實驗中只做了相關研究，但許多研究顯示若將胖老鼠身上的細菌移植到瘦老鼠的身上，就算不改變食物攝取組成，也會使瘦老鼠產生肥胖與胰島素阻抗。此外，另一個研究也顯示高脂肪飲食會增加血液中脂多糖的濃度。一直以來，很多證據都顯示肥胖與第二型糖尿病有關聯，而近來的研究發現腸道菌群在其中扮演了重要角色。至於更清楚的關聯性，還需要更多後續研究。

飲食對腸道菌群的影響

許多因素都會影響腸道菌群狀況，包括年齡、性別、藥物使用等；但造成最大影響的似乎還是身體活動和飲食習慣，對於腸道菌群狀況各有約20%的影響。紀錄顯示，腸道菌群確實會有快速且長久的改變，

但外部因素對於腸道菌群的影響會多麼深遠和持續程度，還需要更多研究。

目前的證據也顯示，有些細菌會在腸道菌群當下主要代謝路徑維持相同（偏好代謝碳水化合物而非蛋白質）的情況下發生變化，所以並非所有觀察到的變化都會對人體產生重大影響。同理，腸道菌群功能也可以在現有細菌狀況維持相同的情況下暫時改變，只檢視生物體而不看功能性的研究則可能錯過這點。飲食習慣和腸道菌群有明顯相關，但仍需更多研究才能明白其中的細節與影響。

碳水化合物

高碳水化合物飲食會讓體內許多腸道細菌更像運動者的腸道細菌，而非辦公室久坐族群體內的細菌，但這類細菌種類繁多，各有益處與壞處。值得注意的是，纖維素在微生物代謝中扮演重要角色，因此全穀物比精緻穀物更好。研究顯示，用全穀物取代精緻穀物可以促進食慾控制以及調控血糖，似乎也能增加某些有益細菌的數量。雖然還有許多尚待進一步的地方，不過高纖飲食明顯能夠帶來許多健康益處，並能改善腸道菌群的健康狀況。

有些人攝取特定纖維素（可以被腸道細菌發酵的纖維素）之後會出現嚴重的腸躁症（IBS），這時候建議攝取低 FODMAP（包含發酵性寡糖、雙醣、單醣及多元醇）飲食。儘管減少果糖、乳糖、山梨糖醇以及甘露醇的攝取可能會降低有益細菌的數量，但也會減輕腸躁症的症狀。低 FODMAP 飲食的目的並非長期依從，但有助於策略性移除和重新攝取某些食物，來決定它們對腸道健康的影響。

代糖

　　糖精、阿斯巴甜、蔗糖素等人工甜味劑（又稱代糖）對腸道菌群的影響，近來漸漸為人所知。目前多數研究都是針對老鼠，尚未有足夠的人體實驗數據。在一個小型的人類研究中，大量攝取糖精（相當於美國食品藥物管理局每日建議最大攝取量）對某些受試者的腸道菌群狀況造成可逆改變，而將這些人的腸道細菌移植入老鼠身上後，這些老鼠也發生一樣的狀況。這些改變情況因人而異，很可能因每個人不同的腸型分析（也就是腸道細菌狀況）而有很大差別。研究顯示，阿斯巴甜與蔗糖素都會降低腸道菌群的多樣性，而雖然研究中的阿斯巴甜在合理攝取量以內（每日兩至三份無糖汽水），但蔗糖素的攝取量相當於每日每 2 公斤體重攝取一份無糖汽水，從生理學看來顯然是不太可能達到的份量。攝取正常份量的無營養素代糖是否會造成腸道菌群改變，以及這些改變是否會明顯影響健身或健康結果，還需要大量相關研究才能證實。

　　以有營養素的甜味劑來取代代糖時必須考慮熱量，因為多餘的能量會造成體重上升。含糖飲料會造成腸道菌群多樣性下降以及肥胖，即使不管對腸道菌群的影響，還是建議以無糖汽水取代一般含糖飲料。

　　龍舌蘭糖漿、低聚異麥芽糖（IMO）或糖醇等低升糖指數的甜味劑可以取代蔗糖，但這些還是含有熱量，且大量攝取會造成腸胃不適。目前證據顯示，攝取蔗糖素對於腸道菌群的影響最小，糖精則次之。

脂肪

　　高脂肪飲食（通常指超過 40% 的熱量來自脂肪）會造成輕微的發炎反應，稱作「代謝性內毒素血症」，此時細菌細胞外膜的碎片（內毒素）會擴散至腸道內，並引發免疫反應。代謝內毒素血症也與胰島素阻抗和肥胖有關。高脂肪飲食似乎也會減少腸道菌群多樣性，並有利於肥胖菌種的生長。即使是限制熱量的高脂肪飲食（透過低碳水化合物的生酮飲食來達到熱量赤字），也會使腸道內好菌的數量下降。甚至有研究顯示，高脂肪飲食會干擾運動訓練對腸道菌群帶來的好處；換句話說，有運動習慣的受試者若同時攝取高脂肪飲食，腸道狀況會和靜態生活控制組類似。使用 CCH 來決定脂肪和碳水化合物攝取量時應考慮到這點，我們建議將脂肪控制在總熱量攝取的 40% 以下。若採取動態生活並根據先前章節的建議攝取碳水化合物，要把脂肪控制在總熱量 40% 以下應該不會太難，因為建議的碳水化合物佔據了太多熱量比例，讓你達不到定義中的高脂肪飲食。

　　飽和脂肪、單元不飽和脂肪酸以及 Omega-6 多元不飽和脂肪酸對於許多有益菌種似乎都能產生類似效果，原因可能是這些細菌專門代謝特殊的植物性化合物。高動物脂肪的飲食較會使壞菌的數量增加，破壞腸道上具有保護功能的黏膜，這可能也是執行高脂肪飲食時，腸壁穿透性會變高的背後機制。Omega-3 多元不飽和脂肪酸則似乎不影響腸道菌群的狀況。由於流行病學研究只能看出相關性，而且介入性研究也沒有將控制組的纖維素攝取維持一致，因此目前還不清楚高脂肪、高纖飲食的效果，是否會與高脂肪、低纖飲食相同。

蛋白質

⊕ 動物性蛋白質

很少研究曾經檢視高蛋白質飲食對於腸道菌群的影響，而且這樣的實驗無法控制變因，因為在熱量相同的情況下增加蛋白質攝取，脂肪或碳水化合物就必須減少。高蛋白質飲食能改善身體組成並降低食慾，但是流行病學研究指出，經常攝取紅肉和加工肉品的人，容易增加大腸癌和發炎性腸道疾病的風險。有些研究顯示，高蛋白質攝取造成的腸道菌群狀況與精瘦者身上的類似，但這些細菌也會產生化合物，導致大腸癌和動脈粥狀硬化，而這些化合物在經常攝取紅肉者的體內含量比經常攝取禽類者更高。其他研究則顯示不同種類的蛋白質會對腸胃造成不同影響。舉例來說，動物性蛋白質和乳清蛋白對腸胃的影響就不一樣。需要更多研究才能提出最佳的蛋白質攝取建議，而這些建議可能也因人而異。

⊕ 膠原蛋白

最近有一些健身名人推薦補充膠原蛋白或麩醯胺酸來促進腸道健康，但目前沒有證據顯示這兩種產品可以「治療」腸道通透的問題。麩醯胺酸是腸道細胞的重要營養素，但只要正常飲食幾乎都可以攝取到足夠的量；而膠原蛋白中的胺基酸也可從其他蛋白質來源輕易取得，並更容易消化，而且非必需胺基酸（包括膠原蛋白補充品中含有的麩醯胺酸、甘胺酸、脯胺酸）也能由身體自行製造。由於膠原蛋白生物利用率低且缺乏必需胺基酸，並不適合取代天然食物或訓練後的蛋白質補充品。

⊕ 麩質

麩質是一種存在小麥、大麥及裸麥中的蛋白質，乳糜瀉（coeliac disease，簡稱 CD）患者吃下含有麩質食物後，會造成嚴重過敏反應，而無麩質飲食（GFD）可以減少患者身上的不適症狀。近來，無麩質飲食也成為世界上最受歡迎的飲食方法之一，雖然沒有證據顯示無麩質飲食對於減重或體重控制的效果優於其他飲食方法。無麩質飲食會排除某些來源的碳水化合物和纖維素，因此會造成腸道菌群改變。同理，腸道菌群可能也會影響乳糜瀉的發病，因為乳糜瀉患者即使採用無麩質飲食，還是會出現腸道微生態失調的現象。有研究顯示，無麩質飲食能稍微增加代謝抗性澱粉的細菌數量，可能是因為攝取了更多不含麩質的碳水化合物（如馬鈴薯）。將乳糜瀉患者體內細菌移生至老鼠身上以後，發現對麩質的免疫反應比移生抗發炎細菌的老鼠嚴重很多。有些非乳糜瀉患者採取無麩質飲食後，可能會稍微減輕腸胃不適的狀況，不過長期的無麩質飲食會讓增加體重，所以如果你不是乳糜瀉患者，就沒有理由採取無麩質飲食來減重。

⊕ 益生菌

益生菌補充品明顯可以改善腸道菌群狀況以及腸道健康。益生菌是活生生的細菌（與益菌生不同），其作用在於人體吸收後能讓腸道的菌群更豐富。益生菌的型態可能是膠囊，也可能是發酵食物的型態，例如優格、克菲爾（Kefir）乳製品、泡菜或德國酸菜。許多研究都顯示益生菌補充品能夠防止高脂肪飲食引發的胰島素敏感度變化與肥胖，而且某些特定益生菌種能改善發炎性腸道疾病的症狀。不同菌種

的功效都不一樣，而且每個人的飲食、腸道菌種甚至研究設計都不一樣，所以很難確定市面上各種益生菌產品的效果。不過，一直有研究顯示益生菌補充品確實能改善一般腸胃道問題，而且攝取發酵食物也有助於提升腸道菌種多樣性——不過菌種多樣性的提升對於健康與健身的影響有多少仍不確定。

最近一些研究也提出益生菌補充品的風險與缺點。我們無法確定益生菌是否能在胃和腸道中生存下來，也不能控制它們的生存地點。此外，一則近期研究指出服用，廣效性抗生素後一週攝取多菌種抗生素補充品，其實會延緩體內腸道菌群的恢復，並在一個月後降低腸道菌種多樣性。要讓腸道菌群自己恢復，不如執行自體糞便微生物移植，或直接回到正常飲食習慣就好。一般認為益生菌補充品安全無害，但其實不一定要攝取，甚至也不一定有效或有益。

還有一點很重要，研究顯示有正面效果的劑量都非常高，益生菌的數量大約都以百億計，並包含相當多的菌種。消費者應該留意，補充品標籤和內容標示不一定準確，因為它們不與食品和藥物受相同的監督。建議尋找有第三方純度測試的產品標示，例如美國藥典 USP 標章，以確保產品有效。益生菌必須含有活體細菌，而有效最低劑量大致介於一百萬至十億菌落形成單位（CFU）。此外，建議選擇比比菲德氏菌含量高且乳酸桿菌含量最低的益生菌，因為小腸的酸性環境適合乳酸桿菌的生長，但不利於比菲德氏菌的存活。

⊕ 益菌生

益菌生是經研究證實能夠「餵食」特定細菌種類的纖維素，例如

菊糖和 β - 葡聚醣都屬於益菌生，可由小麥、大麥、裸麥、香蕉、洋蔥、蘆筍等食物中攝取。抗性澱粉也屬於益菌生的一種，可由馬鈴薯、米飯以及豆類攝取，若反覆冷藏這些食物，將提升抗性澱粉的含量。

低聚異麥芽糖（IMO）糖漿是一種低升糖指數且具有益菌生功能的植物性甜味劑，是無營養素代糖的合理替代選項。水果和莓果中的多酚也是相當有益的化合物。相較於益生菌補充品的潛在風險或缺乏益處，更單純的做法就是在飲食中加入足夠的纖維素，以控制體內益菌的繁殖生長。

腸道菌群對運動表現的影響

腸道菌群與運動表現之間的因果關係相當難以確定，但體能和某些菌種似乎有關連。實驗發現，比起沒有腸道細菌或只有單一菌種的老鼠，有完整腸道菌種老鼠的耐力表現更好。某些菌種似乎也在身體活動較多的人身上更為豐富（因此心血管更為健康），或是運動的界入使得這些菌種增加。然而，多數運動員攝取的碳水化合物與蛋白質都比靜態生活者更多，所以很難確定飲食或運動的功效佔比。

檢視腸道菌群對表現影響的介入研究非常少，但在一項研究中，一款含量四千五百萬 CFU 的綜合益生菌能促進鐵人三項的運動表現。有些針對自行車騎士與跑者的研究也發現，良好的腸道菌群狀況會降低發炎指標、肌肉損傷、腸胃不適以及呼吸道感染等狀況。即使腸道菌群或益生菌補充品不會直接影響運動表現，但由於較佳的健康狀況而提高訓練強度、時間與頻率，本身就會帶來進步。

重點整理

> 飲食建議以天然食物為主，包括全穀物、富含纖維素與澱粉的蔬菜、
> 水果、發酵食物、含多酚的食物，以及含有 Omega-3 脂肪酸的食物。

> 將脂肪限制在總熱量的 40% 以下，飽和脂肪應佔總熱量的 10%
> 以下。

> 我們建議減少紅肉、加工肉品、某些代糖、白糖的攝取。

> 為了腸道健康，可考慮在食物中加入益菌生，包括含有菊糖和 β-
> 葡聚糖的食物、抗性澱粉以及低聚異麥芽糖。

> 購買益生菌最好挑選有 USP 標章的產品，且至少要有一億 CFU。

> 腸道菌群與運動表現似乎有關，但是目前還不清楚確切關聯。

16

酒精、
身體組成與表現

ALCOHOL, BODY COMPOSITION,
AND PERFORMANCE

酒精在健身中扮演的角色通常有兩種極端的意見：第一種是任何認真想達到健身或運動表現目標的人，都應該完全避免酒精攝取；第二種是只要符合熱量限制並適量攝取，酒精並不會影響健康。與許多現象一樣，真相就介於這兩種極端看法之間。

酒精的影響與攝取程度息息相關，每週喝一杯調酒和每晚喝四杯調酒的影響很不一樣，喝越多影響越大。酒精的影響與體型也有關，體型越大的人喝越多酒，受到的負面影響也越大。

美國農業部（United States Department of Agriculture，簡稱USDA）對於一份酒精的定義如下：酒精濃度 5% 的啤酒（350 毫升），或酒精濃度 12% 的葡萄酒（150 毫升），或酒精濃度 40% 的威士忌（44 毫升）。我們在本章的討論將使用以上定義。由於兩性體型不同及體內解酒酵素多寡，代表男性的酒精攝取量通常可以比較接近建議範圍的上限，而女性則應較為接近下限。

多數人並非高水準競技運動員，少量飲酒（一日喝一至三份，一週一至兩次）對於健康、身體組成或表現的影響不大。如果提高到中量攝取（每週三至十份），即使每次都喝不多（每日一至三份），身體組成也會開始小幅改變。不過這種攝取量還不至於影響健康，所以很多人願意因為週末小酌或以酒搭餐稍微犧牲身體組成。如果平均每日攝取四份以上，就會開始威脅到健康與健身目標。

喝酒的壞處

⊕ 肌肉生長減緩

酒精會影響雌激素與睪固酮相關分泌，進而降低肌肉生長的速率。酒喝得越多，肌肉生長的幅度就會越小。

⊕ 肌肉流失

執行維持或增肌飲食時，適量攝取酒精不太會造成肌肉流失，但執行低熱量飲食時喝酒，就會增加肌肉流失的風險。所以如果你把啤酒的熱量也算進飲食中，這些啤酒的熱量會比其他熱量帶來更多負面影響。

⊕ 脂肪增加

攝取酒精的時候，體內多數細胞會優先代謝酒精，然後才會回到原本習慣的碳水化合物與脂肪。換句話說，如果你在等熱量或低熱量狀態時喝酒，身體燃燒其他熱量來源的效率就會降低，這些熱量就更容易以脂肪型態儲存。在低熱量狀態時喝酒，細胞就不會燃燒你的體脂肪，而會優先使用酒精的熱量，讓減脂進度變慢（之前提到酒精也會增加肌肉流失的風險，可說禍不單行）。酒精確實不會直接轉變為體脂肪，但會間接增加脂肪儲存並延緩脂肪燃燒。經過幾週的時間以後，那些本該燃燒但沒燒掉的熱量會讓你在等熱量和高熱量飲食中增加許多脂肪，或在低熱量飲食中減少燃燒的脂肪量。

⊕ 酒精附屬熱量帶來脂肪增加

酒精容易促進脂肪儲存，並且酒精飲料的額外糖分也會增加熱量，讓「小酌幾杯」的影響變得更複雜。理論上，你在執行減脂計畫時當然還是可以計算熱量並小酌幾杯；不過實際上要抵銷幾杯高糖分飲料所必須減少攝取的熱量，會影響巨量營養素與微量營養素

需求。多數酒精飲料（例如瑪格麗特、鳳梨可樂達等等）的熱量都很高，就算只喝幾杯也會讓你必須多減少 500 至 1000 大卡的熱量攝取（美國國家衛生研究院〔National Institutes of Health〕的網站上有酒精熱量計算機，會讓你大開眼界）。執行減脂飲食時偶爾喝一杯高熱量飲料還可以接受，但對於減脂或健康、健身的效果而言，這就不是個好習慣。

⊕ 影響飲食依從

不幸的是，酒喝得越多，就更難維持清晰的心智、控制力、理性思考等良好飲食依從的必要心態；也更容易為了短暫快樂而放棄其他事情。執行低熱量飲食時飲酒，會讓你更容易選擇好吃、高熱量的安慰性食物。

⊕ 酒精毒性的恢復問題

多數人最常接觸的毒素就是酒精，它會直接降低恢復的速率與完整程度。也就是說，訓練越努力且身體的恢復需求越多，酒精的負面影響將越顯著。因此在少量訓練階段小酌幾杯固然沒什麼問題，但同樣的酒精攝取量在大量訓練階段或低熱量飲食就會有很大的影響，因為這時候的恢復需求已接近身體極限。

⊕ 睡眠干擾的恢復問題

睡眠品質不良會嚴重影響減脂和增肌。除了本身具有毒素之外，酒精會讓我們更難進入深層睡眠，干擾正常睡眠週期，進一步干擾身

體恢復。酒精對睡眠的影響主要來自喝醉後直接睡覺，但如果能在睡前想辦法醒酒，可以稍微降低影響的幅度。

⊕ 水分補充的問題

喝酒容易導致脫水，嚴重的話會干擾恢復和運動表現。喝酒後多補充水分可以避免這個問題，但由於酒精也有利尿的特性，所以可能會很常跑廁所。

如果你想適量飲酒，但不想犧牲身體組成與表現，以下幾個方法有助於稍微減少酒精的負面影響：

- 每次不應攝取超過 2 至 4 份酒精，每週次數不能太多。
- 選擇熱量與額外糖分與脂肪較低的酒精飲料。
- 飲酒時不要吃那些吸引人又容易取得的安慰食物。
- 訓練量大且恢復需求很高的訓練階段少喝一點。
- 執行低熱量飲食時少喝一點。
- 喝酒的過程中和結束後都要喝不含熱量的液體，來保持身體的水分補充。
- 睡前數小時不要喝酒。

以上策略可以降低酒精的負面影響，但有時候不喝才是更好的選擇。建議選擇在適當的飲食與訓練階段喝酒，讓影響降到最低。舉例來說，為了讓你同時能享受人生與達到飲食目標，就要避免在完全解放的假期或一系列單身派對與婚禮前開始減脂飲食，這點非常重要。

重點整理

> 酒精的負面影響與攝取量相關，亦即酒喝的越多，影響越大。

> 酒精攝取會直接抑制肌肉生長與維持、影響減脂、不利於從辛苦訓練恢復、干擾高品質睡眠，以及導致脫水。

> 如果你在執行飲食計畫時攝取酒精，就必須為了享受生活而犧牲身體組成與表現。

⑰
流行趨勢與謬誤

FADS AND FALLACIES

不幸的是，錯誤的飲食方法實在太多，所以本書可能無法涵蓋完全所有的飲食趨勢，不過我們希望盡可能全面破解目前流行的迷思和趨勢。希望各位能夠利用本書學習到的知識與工具，來自行辨認並破解新的營養迷思。

近期趨勢

防彈咖啡

全世界似乎都在流行將草飼奶油或椰子油加入咖啡，但是將這一堆飽和脂肪加入咖啡其實沒什麼特別益處。如果飲食相對健康，早上

喝咖啡時加入一些飽和脂肪不會有太大影響。但是我們想對讀者說的是，特地把脂肪加入咖啡一起喝掉，並沒有什麼實質健康益處；只要你堅持飲食計畫以及健康的生活型態，你可以用自己覺得適合的方法來攝取這些熱量。

有人說這種方法可以抑制食慾，確實沒錯，但原因只不過是咖啡因加上 500 大卡的脂肪而已。把這些脂肪移到早餐來攝取，或是在咖啡裡加上奶油，反而會更好吃，而且同樣可以抑制食慾。另一種說法是皮質醇濃度較高的早晨，要避免攝取碳水化合物，改喝防彈咖啡可以避免脂肪增加。這種說法的問題在於攝取碳水化合物會降低皮質醇濃度，因此不攻自破。其實如果你在皮質醇濃度高時（例如早上）一次攝取 500 大卡的脂肪，會比吃碳水化合物更容易以脂肪形式儲存。如果你還有熱量可以分配給飲料，大可以因為覺得好喝而在咖啡裡加入加入奶油——但請不要覺得這種做法會和早餐吃奶油有什麼不同。

間歇性斷食

這個策略的做法就是長時間完全不吃東西，並將所有飲食壓縮到很短的時間內，通常是在晚上。不幸的是，根據我們之前討論過的營養時機原則，這種飲食結構不是促進身體組成（肌肉維持）或運動表現的最佳選擇。以下針對許多人認為的斷食好處進行說明：

⊕ 促進依從

對某些人來說，斷食可能會暫時讓低熱量飲食更容易依從，但對於長期健康生活型態會有負面影響，目前針對斷食的直接研究也沒有顯示依從程度會高於正常的每日飲食數量（三至五餐）。有些研究在比較斷食與正常飲食間隔的熱量限制後，甚至發現斷食的依從程度較差，且飲食計畫持續時間較短，也就是說我們幾乎看不到斷食對於飲食依從的好處。如果是使用斷食策略時，對於熱量與巨量營養素分配依從程度較高的人，依從確實比理想飲食時機更有價值，但犧牲掉的就是最佳身體組成結果。

⊕ 自噬作用

自噬是身體自我摧毀細胞與組織的過程，對健康至關重要；若沒有自噬，身體結構就會耗損，功能也會開始衰弱。

斷食的支持者通常宣稱這是斷食的益處。斷食確實會增加自噬，但熱量赤字也有一樣的效果。你的身體在食物攝取不夠時，就必須自我分解來提供生存所需的基本能量，而激烈運動也會大幅促進自噬。目前針對間歇性斷食促進自噬的唯一證據，來自酵母菌的斷食研究，但這個現象在人類或哺乳類身上則還沒有證明。

⊕ 生長激素增加／合成代謝

斷食的時候，生長激素（growth hormone，簡稱 GH）的濃度會增加，因為生長激素會發送訊號以燃燒脂肪和碳水化合物做為能量，

而非儲存在肌肉中；換句話說，你的身體會在斷食的時候分泌生長激素來利用細胞內儲存的能量。然而在斷食的情況下，不可能發生大家所宣稱的合成代謝反應。只有在體內富含蛋白質和熱量的時候，生長激素才會產生合成反應。如果你藉由斷食提高生長激素濃度，就不會有多餘的營養素，也就無法享受肌肉生長可能帶來的益處。如果你稍微想想，就會發現這句話很弔詭：「只要長時間不吃東西，你就能變得更壯」，這點和肌肉必須規律補充胺基酸（肌肉生長的機制也需要熱量才能運作）的生理需求衝突。斷食狀態雖然會讓生長激素濃度增加，但是肌肉生長會受到抑制，且斷食狀態本身會創造分解代謝的環境，因此反而更可能造成淨肌肉的流失。

斷食可能提升你對飲食計畫的依從，但你同時也必須知道會犧牲最佳的肌肉維持或生長。長時間斷食時，有些肌肉組織就必須用來燃燒做為能量（尤其是執行低熱量飲食）。如果你想維持類似斷食的飲食結構，同時比傳統斷食方法保持更多肌肉，可以在**斷食階段**只定時攝取蛋白質，而其他的巨量營養素則在**斷食階段後**攝取。

間歇性斷食不會要你的命或害你完全無法長出肌肉，但在達成最佳表現或身體組成改變上的效果並不好。

碳水後置法（CBL）

碳水後置法是指早上攝取較少的碳水化合物，晚上則攝取較多。

碳水後置的理由是早上的皮質醇濃度較高且胰島素敏感度較低，因此最好避免攝取碳水化合物，因為碳水化合物在這種情況下較容易

以脂肪形式儲存。碳水後置建議的方法是多數餐點以蛋白質為主、接近中午的時候訓練，並在一天中的最後幾餐加入碳水化合物，就能在脂肪增加最少的情況下獲得最多肌肉生長。先前針對防彈咖啡的討論曾經提過：早上皮質醇濃度高的狀態下，不會讓碳水化合物更容易以脂肪形式儲存；其實攝取碳水化合物反而會降低皮質醇濃度。此外，早上的胰島素敏感度其實比晚上高（因為經過整晚的斷食），所以碳水後置在這部分的說法並不正確。不過，如果你起床後好幾個小時都不攝取碳水化合物，晚上的胰島素敏感度可能會比正常值高（因為你長時間沒有攝取碳水化合物）。不過，同時會因為更多的能量需求而讓肌肉分解代謝的風險增加，因此抵銷了碳水後置擁護者所宣稱的好處。不管早上或下午攝取碳水化合物，荷爾蒙的運作方式都不支持碳水後置以及相關的飲食方法。

淨化與排毒飲食

淨化或排毒的概念相當明白，就是只攝取及少量食物（或完全不進食），並飲用許多特定的低熱量飲料，例如花草茶、檸檬水或果菜汁等等。這種中斷正常飲食的方法，理論上會阻止食物裡的毒素進入身體，並將身體裡堆積的毒素移除。問題是，你在這種淨化階段所攝取的毒素，與平常根本沒有不同。人類最常攝取的毒素大概就是酒精，而且通常也是自願攝取。

你的肝臟在一段時間後自然就會將多數毒素排出體外，而淨化與排毒不會讓這個過程變快。此外，多數用於排毒的花草茶都很健康，

但其實沒有任何特別的排毒功效。直接評估排毒與淨化飲食後，發現效果如同降低熱量與健康飲食。而長期執行排毒或淨化的問題是缺乏蛋白質，因此會造成肌肉流失。任何宣稱有證據支持排毒益處的研究，通常實驗方法都極度不嚴謹，而且很少出現在同儕審閱期刊上（很可能根本沒有）。這種飲食方法能帶來的任何好處，都是因為停止攝取不健康的食物而導致。對於健康與健身效果而言，更好的飲食方法是以健康食物為主，並隨時大量攝取蔬果與全穀物。

　　排毒與淨化飲食模式的一大問題，就是它假設你可以透過嚴格依從特殊飲食方法短短幾天，就抵銷數週甚至數月的不良飲食習慣。如果你經過了一段時間的不良飲食，想把健康調回之前的狀態，至少也要花一樣的時間執行健康飲食。有時候不良飲食習慣甚至會對健康造成不可逆的傷害，所以如果你長時間不良飲食，輕易相信這種懶人解決法就會更加危險。雖然透過幾天特殊飲食就能讓身體淨化聽起來很誘人，但這根本不可能。

酸／鹼性飲食

　　有些飲食方法宣稱能平衡身體的酸鹼值。表面上聽起來很棒，但就和淨化與排毒一樣，你的身體**本來**就很擅長調控酸鹼值。如果人體血液酸鹼值增加或減少 0.4（偏離酸鹼值 7.35 至 7.45 這個正常範圍），你就會死亡，因此身體內有很多工具來維持酸鹼值。腸道酸鹼值會影響腸道菌群，但鹼性食物不會改變腸道酸鹼值，因為食物的酸鹼性是消化後才產生的副產品。鹼性食物或鹼性水對腸胃不會產生任何影

響，因為就算食物能夠改變體內酸鹼值，也會在接觸胃酸時立刻中和。尿液的酸鹼值會受食物影響，但這是因為消化過程產生的代謝產物，而這些代謝產物不會改變血液或細胞酸鹼值。

鹼性水和鹼性飲食根本就是詐騙，與事實相去甚遠。

發炎反應

很多人認為發炎反應完全沒有好處，慢性系統性發炎反應確實可能讓你併發更嚴重的疾病，但急性發炎是運動後恢復和適應過程的關鍵。如果首要目標是改善身體組成與健身成果，完全抑制發炎反應不是個好辦法。反之，我們希望有適當且急性的局部發炎反應，帶來恢復、適應、讓傷口癒合，並防止感染。我們要避免的是慢性全身性發炎反應。

許多人宣稱某些食物和飲食方法可以降低慢性全身性發炎反應，但減重其實就是對抗慢性發炎反應的最好辦法。較高的體脂率似乎會造成並強化慢性發炎反應，所以「減脂」是扭轉發炎反應的最好辦法。對於宣稱能夠抗發炎的飲食方法、藥丸或特定食物，都要慎重以對。

消化不好導致體重增加

很多販售消化酵素或相關補充品的公司都宣稱能幫助你減重，而很多人也常常說他們消化不太好，所以減重效果不好。

這種說法根本與事實相反。如果你攝取的食物無法完全消化，你

應該會吃得更多而且不會變胖才對。營養素必須先被身體消化吸收以後，才能以脂肪形式儲存。如果沒有消化吸收，這些食物就只是經過身體而已。人體的消化系統非常厲害，攝取的食物有 95% 會被身體吸收，消化效率越高，你就能從食物得到越多熱量。如果你有消化方面的問題，你的體重很可能會減輕，而且減重的速度可能快到必須採取醫療手段。舉例來說，乳糜瀉和克隆氏症者常在接受治療前，往往已出現體重過輕的症狀，因為他們的消化系統無法吸收食物，因此吃進去的熱量大部分都流失了。如果你想要讓減重更有效率，促進消化可能不會有幫助。

不吃名字奇怪的食材

不幸的是，避開這些攝取名字奇怪的食材不會讓你更健康。未來會有越來越多名字奇怪的加工食品食材，這些食材很多都不太健康，所以食材越簡單越好這句話還是有道理的。另一方面，你最好不要避開 (5R)-[(1S)-1,2-Dihydroxyethyl]-3,4-dihydroxyfuran-2(5H)-one（其實就是抗壞血酸或維生素 C）、泛酸（維生素 B5）或是二十碳五烯酸（簡稱 EPA，屬於 Omega-3 脂肪酸）的攝取。其實這些名字奇怪的化合物經常存在於沒有食物成分表的天然食物中，而且常常加進其他食品來讓這些食品（至少看起來）更健康。營養沒有那麼簡單，我們不能只根據名稱就決定食物是否健康，而是需要更多的認識才能判斷。

荷爾蒙導致體重增加

有一個很流行的常見迷思，就是你目前的飲食和運動（或根本沒運動）完全沒問題，你的體重之所以會增加（或減不下來）都是因為荷爾蒙。荷爾蒙的確會影響代謝率，但熱量赤字還是會讓體重下降。弔詭的是，節食太久反而會造成荷爾蒙的改變，讓代謝率下降。

不管體重多少，荷爾蒙都會影響身體組成。如果睪固酮高而皮質醇低，就能同時增肌減脂；反之則能減肌增脂。不過在沒有大量外來荷爾蒙的情況下，這兩種情況都非常少見。宣稱能夠「解決荷爾蒙問題」的方法，通常會建議攝取香料植物和某些特定食物，但都不足以改變荷爾蒙狀態。如果你節食的時間太長，就要先暫停降低熱量攝取一陣子，因為這是讓荷爾蒙回復正常的最好辦法。光是草本補充品和特定食物而沒有搭配飲食與訓練的調整，絕對不可能改變荷爾蒙分泌，並讓你可以減重。正確的飲食原則和設計精良的訓練計畫，才是經過科學認證能讓你達到目標的方法。

椰子油

近幾年來受到熱烈討論的椰子油是很棒的潤滑劑，外用時對於皮膚和頭髮非常好，是很好的護膚護髮用品。聞起來很香，加進食物也能增添風味與口感……椰子油的好處不在話下，但是否真的如宣稱一般對健康有許多好處，則相當可疑。

據稱椰子油的好處很多，從減脂到治療癌症都有效。椰子油在二

○一○年代中期開始廣受討論，但對於健康效果的研究數量還不足以證明這些效果。截至本書出版為止，相關文獻對於椰子油的健康效益尚無定論，但由於飽和脂肪含量很高，因此大量攝取椰子油將對健康不利。椰子油就像其他飽和脂肪一樣，適量攝取不會有問題，但脂肪攝取還是要以堅果、酪梨和橄欖油等單元及多元不飽和脂肪酸為主。

歷久彌新或不斷出現的飲食趨勢

天然就是好（自然主義謬誤）？

也稱為「訴諸自然謬誤」，他們宣稱天然的東西一定是好東西。在飲食上，意思是加工成分越高的食物，就越不利於健康和表現。依照這個假設，攝取蔗糖與草飼奶油做成的餅乾，應該比用蛋白與蔗糖素所做且富含維生素的無糖蛋白霜餅乾還健康。然而，如果你正在減脂飲食，這個說法並不適用，無糖蛋白霜餅乾不僅含有蛋白質（蛋白霜是由蛋白製成），而且沒有添加脂肪或碳水化合物，因此每單位體積的熱量比「一般」餅乾低得多，更不用說還有額外的維生素。如此看來，較不天然的餅乾反而對你的健康和健身成果更有益。

當然，加工並非總是比天然好，畢竟天然與否並非評估好壞的標準。以營養來說，加工較少（較天然）的食物通常比加工較多（較不天然）的食物健康，但有些加工食物（例如蛋白粉）非常健康。在大量訓練時與訓練後，如果攝取未加工食物對消化的負擔會太大，加工程度較高的食物對於增進運動表現經常是更好的選擇。此外，加工也

可以讓植物性蛋白質更容易消化與吸收，也可以減少豆類中植物雌激素等每日應限制攝取的「天然」要素。食物是否天然與好壞沒有關係。選擇對健康與健身目標有益的食物時，必須考量很多因素，例如基本飲食原則與食物組成。希望本書中先前的討論已經足以讓你做出合理的選擇，並避免天然主義謬誤。

加工食物

有些加工方法和特定種類的加工食物對你的健康確實不好，將傳統脂肪加工為反式脂肪就是最好的例子，但加工食物較不健康的主要原因是缺乏微量營養素，而且會變得非常可口（造成過量攝取）。很多情況下，對你有害的不是加工食物本身，而是攝取加工食物讓你無法攝取天然食物。換句話說，真正的問題在於很多人的加工食物攝取量大於較有營養與益處的食物，甚至用加工食物來取代其他食物。

⊕ 缺少營養素／過度攝取加工食物

若將全穀物換成白麵包，你會失去攝取大部分纖維素、維生素、礦物質和植化素的機會。雖然只吃白麵包本身沒有錯，但你會錯過全穀物與蔬果所含有的營養素。此外，加工通常也會增加食物的熱量密度，並讓食物更好吃。如果你的飲食主要以加工食物為主，飽足感會低於以天然食物為主的飲食，而且也會攝取進更多熱量，因此更可能讓體重增加。

⊕ 加工讓食物更健康的例子

並非所有加工方法都會讓食物變得不健康。舉例來說，加工可以從牛奶中的脂肪與碳水化合物分離出「乳清蛋白」與「酪蛋白」，這兩種蛋白都非常健康。若攝取得當對健身結果相當有益處。豆類製品加工則是另一個例子，不僅會讓豆類中的植物性蛋白質更容易為身體吸收，也能移除植物性雌激素，對身體帶來益處——因為若大量攝取這種激素，可能干擾相關內分泌功能。

以天然食物為主的飲食能讓身體獲得纖維素與微量營養素，達到最佳的健康與健身效果，但有些加工食物（例如蛋白粉、素肉等等）也會帶來益處。即使是較不健康的加工食物（例如包含反式脂肪的食物），偶爾少量攝取，對健康與健身也不會有太嚴重的影響。

非基改食物（Non-GMO）

基改食物指的是透過比雜交更進階的技術來改造食物的基因。人類數千年來都有刻意雜交培育植物的行為，但進階的基改技術大約只有四十年的歷史。基改作物於一九八二年首次問世，並在一九九四年開始於美國和歐洲上市。基改作物的基本前提就是將其他生物體的基因插入作物的基因組，例如將細菌體內抵抗害蟲的基因插入植物的基因組，以提升植物抵抗害蟲的能力。由於基改作物有凌駕傳統作物之上的特定優勢，因此問世以來就受到大量使用。許多人即使在缺乏證據的情況下，也曾針對基改作物的擴張提出抗議，害怕基改食物會帶來健康與環境的負面影響。

基改食物遭受的指控很多，包括會導致癌症、糖尿病、神經退化疾病、自閉症等等。你也許會覺得無風不起浪，但目前科學界的共識是基改食物不比非基改食物更危險。這些經同儕審閱的文獻指出，沒有任何案例能證實基改食物對健康有害，而這個結論是來自三十年的測試、二十年的使用，以及全世界數億人超過十年的長期食用的觀察結果。

如果看到這麼多縱向研究資料之後還是有疑慮，請試想：酪梨的生長地區是墨西哥等中南美洲地區。如果你有曾經生活在中南美洲的祖先，那就沒問題；但如果沒有，就代表你每次攝取酪梨的時候，都在攝取一種不曾和你的祖先共同演化的植物。如果你真的很想避免有任何科學證據顯示為「不天然」的食物，在考量基改之前更應先考量共同演化的問題——至少基改食物會經過多年的細胞、動物以及人體測試，才會開始在市場上販售。

有機食物

所謂「有機」在化學上的意思就是「含有碳元素」，所以我們呼出的二氧化碳和幫汽車加油的燃料嚴格來說都屬於有機。在現代食物工業中，有機的意義逐漸改變：有機農產品指的是不使用合成殺蟲劑或肥料；有機肉類指的是不使用抗生素或荷爾蒙。你可能注意到栽種有機作物的農人會使用「天然」殺蟲劑和肥料，但我們曾經討論過，天然不表示更安全或更好。如果沒有天然的物質可以使用，栽種有機作物的農人也可以使用合成（「不天然」）物質，所以就算天然真的

比較好，有機農業也不一定全部都天然。

多數研究顯示，有機食物和傳統食物的營養價值沒有差別。目前沒有針對有機食物長期健康效果的控制研究，而且在世代研究中針對單一變因下結論也相當困難。多數人不會只吃有機食物或傳統食物，而且運動、吸菸、喝酒等各種生活型態因素也讓得到結論更加困難。目前研究顯示有機和傳統食物之間的營養沒有明顯差別，就表示即使有差別，也不會造成太大的影響。

麻煩的是，眾所周知有機食物的實驗結果相當分歧，即由第三方所做的實驗通常發現有機食物與傳統食物沒有差別（有時甚至發現傳統食物的營養價值更高），但如果是提倡有機食物的團體與科學家所做的實驗，則會發現有機食物比較好。更麻煩的是，相關團體與科學家的研究實驗設計常常有明顯的瑕疵。所以你在找資料時，記得找經過科學家同儕審閱，並且有條文註明沒有利益衝突的文章。

有機食物的支持者也宣稱「有機食物比較好吃」。可是實情並非如此，就算是當地種植的有機食物也一樣。對於盲測者而言，新鮮食物確實比較好吃，但有機食物則沒有比較好吃。在同樣新鮮的狀況下，盲測實驗並未得到有機食物比較好吃的結論，而有機食物與傳統食物只有一個有受到證實的差別，就是價錢。

晚上吃飯容易變胖？

早在多數人開始討論飲食流行趨勢以前，晚上吃飯會造成額外脂肪累積的這個想法已經廣為流傳。針對這個問題的直接研究結果相當模稜兩可，有些研究顯示晚上吃飯和體重增加有關聯，多數研究顯示兩者之間沒有相關，而有些研究甚至顯示晚上吃得少會更容易造成脂肪的增加。

已經讀到這邊的讀者，應該還記得體重改變最大的決定因素就是熱量攝取，而這也告訴我們如果在眾多飲食原則中只考慮飲食時機，就會得出各種互相衝突的結果。只要熱量相同，一天中多數的熱量在晚上或早上攝取，在體重改變上幾乎不會有差別，再次強調：**總熱量比營養時機重要得多**。唯一會造成差別的地方是對身體組成的影響。在一天中平均攝取熱量的做法，會優於將熱量濃縮在短時間內攝取。

早餐是一天中最重要的一餐？

有一種說法是起床後馬上攝取一些蛋白質，能在完全沒有蛋白質攝取的幾小時睡眠後讓肌肉補充胺基酸。不過，似乎沒有證據指出一天中的首次蛋白質攝取，會比其他時候的蛋白質攝取更重要。此外，也沒有資料顯示第一餐需要比蛋白質補充飲更複雜的食物（先不考量針對訓練的特殊飲食需求）。

食物中的激素

　　有些激素或似激素因子會天然存在於食物中。舉例來說，豆類的異黃酮在某些身體系統內會有類似雌激素的作用。激素也可能透過培育的方式進到食物中，例如有人會在牛身上使用合成性或雄性類固醇，讓牛可以長出更多肉。有些人會非常開心，因為能合法透過吃牛排來免費攝取合成性類固醇；但不想發生這種事的人可以放心，因為這些藥物無法轉移到人體身上。首先，在 85 公克以荷爾蒙培育的肉類中，雌激素濃度比未使用激素培育的肉類（本身自然含有大約 0.75 奈克）大約只多了 0.5 奈克（相當於二十億分之一公克）。讓我們比較一下，同樣是 85 公克，蛋的雌激素化合物將近 100 奈克，而花生的植物性雌激素（植物成分中類似雌激素的化合物）則超過 15,000 奈克（我沒有打錯）。

　　再來更重要的是，在小牛身上使用的激素根本無法透過食用來吸收。這些荷爾蒙幾乎會被牛的肝臟完全分解，所以**根本無法**透過攝取肉類來獲得。醫生幫我們開立雌激素、睪固酮或合成性荷爾蒙的處方時，一定會用注射的方式，否則就必須以特定的方法調製，但這種方法很貴也很麻煩，想當然耳不會在農場動物身上使用。所以動物製品身上的激素濃度不僅非常小，而且也無法透過食用來吸收利用。從實際層面來看，在運動員藥物控制的歷史中，從來沒有人因食用動物製品而在任何檢測中驗出陽性──雖然的確不少人曾意圖隱瞞使用促進表現的藥物，因而將陽性結果歸咎於食用動物製品。

　　每 3 盎司的豆腐含有超過一千五百萬奈克的植物性雌激素。飲食

中適量攝取豆類沒有問題，但長期大量攝取（每日攝取或一天內多次攝取）會導致男性與女性體內的雌激素活動更加旺盛。通常不會影響健康，但有時候可能會稍微影響身體組成。也有些證據指出，長時間大量攝取豆類會對生育能力產生影響（尤其是女性），而含有大豆配方的嬰兒奶粉雖然並沒有已知風險，但還是需要更多研究證實。

　　適量攝取豆類製品，幾乎可以確定不會影響健康、身體組成或運動表現。豆類製品其實可以增進骨骼健康、預防某些癌症，並促進心臟健康。研究顯示，豆類攝取量佔每日蛋白質攝取的 20% 以下（平均 68 公斤的人攝取 25 公克的豆類蛋白質），不會有任何壞處，但較高的攝取量則缺乏研究。有些臨床和人口研究指出，成年人的豆類攝取量在以上建議量的兩至四倍時，也會有健康上的益處。如果你吃純素或主要以植物性蛋白質做為每日營養來源，在有足夠證據顯示豆類攝取的建議量和限制量之前，搭配攝取真菌蛋白等其他蛋白質來源，可能是不錯的辦法。總而言之，每日攝取幾份豆類似乎還是比完全不攝取更有益處。

食物中的抗生素

　　為了預防農場中的動物生病，就需要使用抗生素，尤其是在規模大、動物數量多的農場。農場動物身上使用的抗生素很多，導致牠們成為目前抗生素抗藥性細菌感染的最大來源。長遠來看，這絕對是關乎環境和健康的問題，不過相關的解決措施也在進行中。

　　抗生素抗藥性的發展確實是個嚴重的問題，但不需要擔心肉類中

會有抗生素，因為主管機關根本不會允許市售肉品中含有任何抗生素。動物在屠宰前必須經過一段無抗生素的時間窗口，以完全清除體內的抗生素。從世界抗生素效用問題的角度來看，購買未使用抗生素的肉類產品確實有幫助，但不會減少你的抗生素攝取量。

如果你真的想要購買健康的肉類產品，而且也很相信科學證據，目前的證據顯示草飼動物肉品比穀飼動物肉品稍微健康（但幅度不大），主要是因為草飼動物肉品的 Omega-3 脂肪酸含量較高。

食物中的化學物質

要完全避免攝取化學物質是不可能的，因為事實上你攝取的所有食物都由化學物質組成，即使蔬果也一樣，所以真正的說法應該是：人為的化學物質可能對身體有害。

添加人工化學物質的食物會比較不健康，或對身體組成產生負面影響，這種說法有跡可循。例如研究顯示，為了延長保存期限而添加在速食或烘焙食物裡的反式脂肪，對健康會產生負面影響。不過有些天然食材也會對身體造成不小的傷害，例如氰化氫就是毒性非常強的化學物質，自然存在於生木薯、竹子、櫻桃核與杏核之中。攝取任何有毒化學物質後的反應，將取決於攝取量和每個人的敏感程度。

國際癌症研究機構（International Agency for Research on Cancer，簡稱 IARC）曾針對各種物質進行評估，決定它們的致癌程度。最可能對人類致癌的物質屬於第一級，而在第一級超過一百種的物質中，一半以上都是天然物質。其實我們飲食中多數的致癌物質，可能都是

植物為了自保所製造出來的天然植物化合物。這並不代表我們必須避免攝取植物，只是天然化合物不一定比人工化合物安全或健康。比起天然食物中的特定化合物，我們更瞭解多數食物添加物對健康的影響，所以拒絕含有人為化學物質的食物其實不合理。不管天然還是人為，都要根據科學資料來評估安全性，才是最合理的做法。

人工甜味劑

人工甜味劑（又稱代糖）是一種嘗起來很甜的化合物，但是熱量非常低，甚至完全沒有熱量，因此也有人稱作「無營養素甜味劑」，很明顯的，它最直接的特點就是可以在沒有熱量的情況下添增甜味。社群媒體上的訊息會讓你認為代糖很危險，但實情並非如此。

已有超過九十國的獨立醫療主管單位認證阿斯巴甜（一種飽受汙名化的代糖）的安全性。全世界的醫療與藥物安全委員會，幾乎一致認可阿斯巴甜的安全性。美國食品藥物管理局曾聲明，阿斯巴甜是「該單位所認可的食物添加物中，測試與研究最透澈的一項」。其他主要代糖的狀況也一樣，包括蔗糖素、乙醯磺胺酸鉀以及糖精。即使大量攝取無熱量的代糖，也不會有什麼健康風險。每種代糖的安全攝取量不盡相同，但美國食品藥物管理局對於蔗糖素安全攝取量的說明是：「本局使用 500 毫克／公斤／天的無可見不良反應劑量，以及一百倍的安全係數，決定蔗糖素的每日容許攝取量（ADI）為 5 毫克／公斤／天，而此 ADI 估計值遠超過 1.6 毫克／公斤／天這個每日預期攝取量的第 90 百分位數」。

　　讓我們先釐清一下上述說明再討論現實狀況：美國食品藥物管理局是先採用蔗糖素的無可見不良反應劑量，再把這個數字除以 100。換句話說，你可以攝取到建議量的一百倍，對健康也不會有任何負面影響。對於體重 68 公斤的人來說，每日蔗糖素的最大建議攝取量大約是 340 毫克（大約是 56 茶匙的 Splenda 蔗糖素），而多數人的攝取量根本不會那麼大，更別說每日。此外，這代表就算攝取 34,000 毫克（超過 5,600 茶匙的 Splenda）也不會有可見不良反應，何況根本沒人可以攝取那麼多。阿斯巴甜的最大建議攝取量更高，如果你攝取健怡可樂或其他類似的汽水，每日喝超過二十罐才會攝取到相當於 56 茶匙的 Splenda。總而言之，代糖很難攝取到足以威脅健康的份量，而這個結論背後有數百則細胞、動物以及人類研究的支持。

　　那會讓老鼠致癌的研究怎麼解釋？造成這種恐慌的首次研究時間在一九七〇年代，當時發現大量攝取糖精讓老鼠得到膀胱癌。聽起來非常嚇人，但在二〇〇〇年代早期就有研究顯示對糖精的這種反應只會出現在老鼠身上，人類則不會。同理，研究也顯示維生素 C 會增加老鼠身上的腫瘤生長，但在人類身上則不會。上述提到的第二則代糖對囓齒動物的致癌性研究來自拉馬齊尼癌症研究中心（European Ramazzini Foundation of Oncology and Environmental Sciences），拉馬齊尼相關研究發現老鼠即使攝取少量的阿斯巴甜，也會提高罹癌機率。這個結果聽起來很嚇人，所以毒物學界其他學術單位都想知道更多訊息。仔細檢查之後，發現拉馬齊尼研究充滿各種一般學術出版刊物不會出現的錯誤，包括使用較老的老鼠做為阿斯巴甜組，讓較年輕的老鼠做為對照組；沒有隨機抽樣；動物居住環境本來就有致癌風險

等等。有人要求該基金會提供原始資料（解讀前的實際研究結果），但只得到部分資料，這點在科學界無法令人接受。也許這整個事件最值得注意的特色，就是沒有任何一個實驗室發現相同的結果。

沒錯，即使是最受汙名化的阿斯巴甜，只要攝取量合理，也幾乎絕對安全。你可以放心，無熱量的代糖不會致癌，也不會對健康造成嚴重影響，但這些代糖還是有缺點。代糖確實是在無熱量情況下還能享受甜味的好辦法，但無法降低飢餓感。你在吃含糖甜點時，能夠攝取到糖份，也能得到熱量來抑制飢餓感；不過如果你吃的是代糖，就只能想像自己有吃糖。

幾乎所有以代糖取代糖份來控制飲食的實驗，都顯示攝取代糖者的脂肪和體重會下降。不過，針對個人飲食計畫的橫向研究則發現，代糖攝取量與肥胖度有關。許多人將這個結果解讀為代糖導致肥胖，但這個結論誤把相關性當成因果關係。因為很多更嚴格控制的實驗指出代糖會導致體重下降，畢竟代糖沒有熱量，所以代糖會使體重增加這個結論相當不合理。比較有可能的狀況是，本身過重的人更可能透過控制飲食來減重，因此會攝取更多含有代糖的食物。舉另外一個例子來說，肥胖者也比普通人更可能採取減重手術，但我們不會因為減重手術與肥胖相關，就認定減重手術會導致肥胖。

考量到代糖讓脂肪長期增加的可能機制，卻同時在控制實驗中造成脂肪下降，就更不可能出現代糖會讓脂肪增加的結論。目前幾乎沒有研究指出代糖會影響腸道細菌（但腸道細菌改變與體重增減的關係還需要更多研究證實），而因為沒有研究直接顯示人類體重增加的原因是腸道細菌改變，所以不能說代糖會讓體重增加。代糖可能因為有

甜味但沒有能夠帶來飽足感的熱量，讓人吃得更多。不過，人類研究中也沒有發現攝取代糖會增加飢餓程度，所以這點看起來也不可能。攝取代糖造成的胰島素分泌是一個可能的因素，但多次實驗已排除人體內出現這種狀況的可能性。

實驗顯示代糖會讓體重下降且沒有其他副作用，而且根據代糖機制來推論也會得到相同的結論，因此我們可以放心建議根據先前討論的安全範圍來攝取代糖。代糖幾乎確定不會致癌，也沒有任何明顯的危險；但代糖也非萬能，只是少數減脂工具中的其中一種。

把脂肪轉變為肌肉

有一個古老卻相當常見的想法，就是如果你快速增重並長時間維持這個體重，身體就會「變硬」，因為這些增加的重量大多都會變成肌肉——不幸的是，這個想法完全錯誤。能夠刺激肌肉生長的營養變因是高熱量狀態，如果你正在維持體重，理論上你一定處於等熱量狀態，這時候體內沒有任何機制可以將額外的脂肪組織「轉換」成肌肉；脂肪一定要在等熱量時期才會減去，否則就會維持原狀。過多的脂肪會影響營養利用率，因此降低肌肉生長的機會。如果這種方法真的能有效增肌，那就只要連續幾週猛吃速食，然後維持這個體重，就能得到新的肌肉，但我們都知道沒有辦法。要在不增加脂肪的情況下最有效率地增肌，需要非常精準的計算、自律，還有很多的耐心，這些都是對身體組成改變與增進表現相當有益的因素。

榨汁

這裡榨汁的意思並不是使用合成性和其他促進表現的物質，而是榨取並飲用果菜汁，期望達到健康與健身的益處。弔詭的是，很多提倡「榨汁」的人同時也提倡天然食物而且反對加糖，卻忘了榨汁也是「加工」食物的過程——而且打成果菜汁會將水果變成高升糖指數的飲料。

榨汁飲食現在相當受歡迎，網路上混合或榨取果汁的影片或照片，基本上就與廣告中的健康和健身畫上等號。新鮮果汁確實含有許多微量營養素，但榨汁的過程會將蔬果內的所有纖維素全部移除。蔬果對健康有益的其中一個原因就是富含纖維素，而榨汁的過程破壞了纖維素帶來的健康益處，以及蔬果體積較大能夠降低飢餓感的益處。多數情況下，在飲食中加入天然蔬果都比打汁更健康、更好。不過，低熱量飲食可能是一個例外，因為液體食物比較容易攝取，而榨汁可以讓你攝取更多微量營養素與熱量的同時，不會像攝取天然食物一樣有那麼多飽足感。混合水果製作奶昔也是個辦法，因為這種方法比較能保留下來水果較慢消化的特性。

將口渴誤認為飢餓

大量快速攝取液體確實會讓胃部延展並降低飢餓感，但這時候你的身體其實是將體內大量的液體誤認為充滿熱量，和將口渴誤認為飢餓不一樣。不僅沒有證據顯示我們會將口渴誤認為飢餓，因此在只喝

一杯水就足夠的情況卻暴飲暴食，而且從演化的觀點來看，這兩種重要的感官也不太可能混淆。

水分補充極端主義

　　這個趨勢在二〇〇〇年代中期來到顛峰，有很多人都非常著迷於水分補充。好消息是，你的口渴反應會遠在健康受到威脅之前，就清楚告訴你需要喝水。只有在快速開始一系列活動或流很多汗等特殊情況下，口渴反應會出現得比脫水還慢（會大幅影響運動表現）。在非常炎熱的環境下活動前，建議先做好水分補充的計畫，但這些情況並不常見。日常生活中，只要口渴時再喝水，並定期確認尿液呈現淡黃色，就能達到水分補充的需求。

用飲食控制來取代處方藥物？

　　飲食控制的一大好處，尤其是對於過重者來說，減脂和減重飲食的好處在於體重下降且身體組成改變之後，健康狀況通常也會大幅改善。有些人的健康改善程度會很大，使他們不再需要服用某些處方藥物。舉例來說，一名先前還在服用高血壓藥的患者，一年下來減去十八公斤的脂肪以後，可能就可以降低劑量或完全停藥。不過這並非通用案例，停藥與否應該由醫師來決定，畢竟有些需要醫療介入的身體狀況不會隨著體重下降或健身有成而改善，而且每個人的身體狀況也都不一樣。透過飲食控制來改善健康狀況絕對沒問題，但若要取代

處方藥物則似乎不切實際。醫師是決定你是否停止攝取處方藥物，以及何時開始停藥才安全的人。飲食控制的重點是讓你更健康，不是要取代醫療。

因為吃太少而變胖？

在飲食控制的世界，有人會宣稱他們無法減重是因為吃太少。他們犯了一個嚴重錯誤，也就是違反熱力學的第一條定律（能量守恆定律）。身體組織在熱量赤字的情況下不可能會生長，但這種值得討論的迷思其實其來有自。

⊕ 飲食計畫後體重反彈

有人說「低熱量讓他們增重」的時候，意思是他們的體重在飲食計畫後增加，背後的機制是反彈增重效應。在飲食計畫剛結束後，他們攝取的熱量可能不比計畫前高，但飲食計畫讓他們的代謝率和 NEAT 降低，也改變荷爾蒙狀態，所以只需要更少的熱量就能創造熱量盈餘，這時候體重就會增加，但給人的感覺是沒有攝取很多熱量。簡單來說，造成體重增加的是飲食計畫後的過度飲食，但先前的少吃確實會增益日後的體重增加。這不是什麼熱力學的祕密，但充分顯示飲食計畫中的每日熱量赤字與持續時間必須適量，而且在飲食計畫結束後必須有維持階段。

⊕ 飲食疲勞與水分重量

執行低熱量飲食的過程，飲食疲勞會逐漸增加，症狀包括皮質醇等壓力荷爾蒙長期上升。長期大幅熱量赤字導致的荷爾蒙變化與其他因素，會讓身體留住比正常時候更多的水分。

有時候體內水分的含量會大到幾週下來體重計上的體重變化幾乎是零。如果你在熱量赤字階段尾聲的餐點鹽分含量較高，體重甚至可能增加，這也解釋了為什麼有人懷疑吃太少也會讓體重增加。某種程度上，吃太少確實會造成體重增加，但增加的是水分，而不是身體組織。飲食計畫結束後如果你很聰明地轉換到維持階段，就會在數日或數週內流失之前增加的水分重量，讓你在維持階段的體重比之前的飲食階段更輕，但這個狀況可能會讓人誤解提升熱量攝取會造成體重增加，也使得你更為混淆熱量與組織改變之間的關係。

⊕ 低估熱量

一般人都會低估每天攝取的熱量。他們不僅低估餐點的份量，也會忘了計算正餐之間的一些零食，甚至多數零食都沒有算進去。如果有人說他每日攝取 900 大卡但體重還是增加，他很可能是算錯了。

⊕ 高估活動量

和低估熱量一樣，很多人常常高估身體活動量。不管是日常活動或運動，一般人都覺得自己動得比實際上更多。有氧運動相關器材都會高估燃燒的熱量，所以體重變化通常才是測量每日實際熱量消耗的較佳工具。

⊕ 熱量消耗的變化

低熱量飲食（尤其是高強度或長時間）造成的 NEAT 下降、荷爾蒙狀況改變、代謝率下降，會降低每日的熱量需求。飲食疲勞越來越嚴重的情況下，就連運動所消耗的熱量也會下降。如果再加上低估熱量，就很可能在你感覺熱量赤字的情況下體重卻上升——事實上卻是熱量盈餘。此時或許就該進行期待已久的長時間休息，先不要執行減脂飲食。

⊕ 飲食控制與暴飲暴食的循環

飲食控制與暴飲暴食的循環相當常見。有些人會努力飲食控制幾個月、減去一些體重，但沒有進行維持階段來休息，而是繼續全力控制飲食。這時候飲食疲勞就會開始堆疊、組織流失減緩、水分重量上升，導致體重計上的數字停滯不變。由於一直限制飲食而且常常感到飢餓，但體重計上的數字完全沒有減下來，相當令人挫折，這時候就很容易放棄並開始暴飲暴食。熱量盈餘、較低的代謝率和 NEAT 會造成組織生長，而額外食物含有的鹽分和碳水化合物也會讓水分大量增加，造成體重急遽上升。此時他們會因為後悔而重新開始減重，又回到減脂飲食。不過由於之前暴飲暴食的時間相當短，還不足以真正減輕飲食疲勞，體重會在飲食計畫開始後不久又進入停滯，造成挫折感飆升，接著又是暴飲暴食，惡性循環就此開始。

幾週嚴格的飲食控制無法讓體重下降，甚至因為暴飲暴食而讓體重上升，實在相當徒勞且令人挫折。這個情況也常常造成一個錯誤的

結論，就是「吃太少」會讓體重增加，但實際情況其實是在熱量消耗減少的情況下暴飲暴食。

　　要脫離這個惡性循環，就必須要結束低熱量飲食。專注維持飲食會讓你變強壯、有氧能力更好，並讓身心有足夠時間從過去幾個月的溜溜球飲食恢復過來。因為飲食控制而筋疲力盡的人（也許已經過數年的溜溜球飲食）也許可以考慮澈底調整飲食，這時候可以嘗試完全不要計算或追蹤巨量營養素和熱量，暫時只吃想吃的東西就好。幾個月以後，再慢慢回到正式的飲食計畫。你最後還是可以回到低熱量飲食，但必須限制在十二週以內，而且減重速率要在每週減去 0.5% 至 1% 自身體重左右。如果你曾經歷過溜溜球飲食，建議先從較慢的減重速率和較短的飲食計畫開始，之後進到夠長的維持階段來恢復，再進行下一步。

負熱量食物

　　這些食物號稱咀嚼與吸收所需的熱量，高於食物本身含有的熱量。換句話說，如果你只吃這些食物，表示你吃越多熱量赤字就越多——可惜的是，根本沒有這種食物。

空熱量食物

　　「空熱量」一詞通常指的是缺乏微量營養素的食物，而謬誤在於很多人認為攝取這種食物一定不好。將不含微量營養素的食物做為唯

一熱量來源，當然很不健康，但所謂「空熱量」食物在健康飲食中還是佔有一席之地。你在訓練時喝的運動飲料就屬於「空熱量」，但它對健身效果的助益是其他食物無法取代的。

超級食物

超級食物理應含有非常多的營養素，支持這個理論的人認為只要攝取超級食物就能大幅改善你的健康。有些食物的營養素確實高於一般食物，例如亮色的水果與深色的蔬菜可能就是最有營養的食物，而天然蛋類的營養密度也相當高。不過營養密度不一定越高越好，例如脂溶性維生素可以儲存在體脂肪內，若長期過量攝取可能導致健康問題。你雖然不太可能因過分攝取「超級食物」而產生危險，但這些食物的好處其實也受到誇大。除非你特別缺乏某些營養素（就算你的飲食內容很糟糕，在現代社會也很少見到這種情況），否則不一定要攝取營養密度很高的食物。正常、多元攝取健康食物，就能讓你得到該有的微量營養素，攝取過量的營養素並沒有額外好處。

膳食膽固醇與血清膽固醇

雖然有很多人不認同，但血清膽固醇（你在醫師那邊看到的數據）確實會影響健康。你的低密度脂蛋白（LDL，又稱為壞膽固醇）越低且高密度脂蛋白（HDL，又稱為好膽固醇）越高，就越不容易罹患心血管疾病。要讓這些數字變得更健康，最好的辦法就是不要有太多脂

肪、保持動態生活，並維持健康飲食。而膳食膽固醇對健康又有什麼影響呢？多數動物食品都有一定數量的膽固醇。在一九八〇年代大眾普遍認為攝取膳食膽固醇會增加壞膽固醇的含量（但其實證據不足），但是後來一個又一個研究發現，從海鮮攝取大量膳食膽固醇的人，血清膽固醇濃度並沒有增加。後來仔細檢視膽固醇攝取的相關資料後，發現多餘的熱量顯然會讓血清膽固醇比較不健康，而多餘飽和脂肪的影響比較小，但還是會對血清膽固醇造成負面影響。

如果排除飽和脂肪和熱量，膳食膽固醇對於血清膽固醇數值的影響非常小。如果你的血清膽固醇很高，可能會需要減少膳食膽固醇攝取；但如果你的血清膽固醇濃度正常，通常沒有理由擔心膳食膽固醇攝取。

飲食風格與策略

純素是唯一健康的飲食？

純素是健康飲食和提高運動表現的眾多方法之一，同時還能減少動物所受的苦，相當值得稱道。不過，「必須吃純素才健康」這個說法並不正確。許多純素者和其他形式素食者都認為動物食品就是不健康，但要執行純素飲食的高度意志力或條件，反而會導致他們完全放棄所謂的健康飲食。純素飲食若能搭配適當的補充品和預防措施，能穩定地帶來健康，但類似的結果也會出現在主要攝取天然食物並大量攝取蔬果、穀物以及單元不飽和脂肪酸的葷食者身上。只要熱量、食

物組成以及巨量營養素都在健康範圍內，很多種動植物食品都對健康有幫助。

在運動表現方面，純素者增肌的難度似乎高了一些，甚至在某些運動項目上較難達到最高水準的表現，不過這些問題大致可以透過妥善安排飲食與補充品來改善。要透過設計精良且以天然食物為主的飲食型態來達到最佳的健康與健身成果，最簡單的辦法或許是以「植物」為主要的脂肪來源，並以「瘦肉」為主要的蛋白質來源；但並不代表純素就無法達到一樣的效果。對於不想讓動物受苦的人而言，更小心攝取補充品與規劃飲食的努力相當值得。如果你真的要吃純素，就必須以環境和道德為出發點，同時要理解必須更努力才能達到最佳的健康與健身結果。隨著純素飲食的興起，市面上出現越來越多素食垃圾食物，導致純素者也能吃得很不健康；不過在這種飲食風潮下也出現許多好產品，例如真菌蛋白（以真菌為基礎的完全蛋白質，消化與吸收性都和許多動物性蛋白質一樣好）、營養酵母（另一種相當容易吸收的完全植物蛋白來源）以及純素補充品（例如從真菌萃取的維生素D2）。雖然時至今日，要當個不健康的純素者很容易，但要當個健康的純素者卻更加容易。

隨著純素風氣的盛行，很多人似乎開始認為如果要盡可能精實並達到最佳的體能與肌肉生長，就必須吃肉。吃純素當然可以和吃葷達到同等程度的精實，但表現和肌肉生長則比較不確定。截至本書出版以前，尚不確定搭配妥善補充品的純素飲食，是否可和葷食達到一樣的肌肉生長與最佳運動表現潛力。我們團隊目前的猜測是，純素飲食可能達到這些潛力，但會比葷食困難得多。我們想傳達的訊息是：因

為環境、動物福利和健康等理由吃純素，都非常好且非常合理，而不吃動物食品就會不健康或無法有高水準表現的說法並不正確。純素飲食確實可能讓肌肉生長的最高潛力微幅下降，但背後的原因並非理論限制，而是出在實際執行面上，因為要維持營養均衡且持久的純素飲食非常困難。

不宜蛋白質過量

關於蛋白質攝取過量的危險，目前流行三種說法：第一種是蛋白質攝取超過下限（每日每公斤體重超過 0.7 公克）對腎臟不好。我們在第三章討論過，針對健康者蛋白質攝取的文獻清楚指出，即使是大量攝取蛋白質（每日每公斤體重 4.4 公克）對腎臟也不會有任何不良影響，就算持續數月大量攝取也一樣。目前也沒有任何流行病學資料顯示健康者攝取大量蛋白質會對腎臟造成負面影響。

根據有名的《救命飲食》（*The China Study*）一書，試圖讓你相信肉類會導致癌症等許多疾病。而《救命飲食》一書雖然分析了很多資料，卻發現植物性蛋白質攝取和癌症的相關性大於肉類攝取，不過相關性不代表因果關係，也無法根據這些資料就確定植物蛋白質會致癌。這本書引用的動物研究也有問題，雖然確實在一群攝取酪蛋白的老鼠身上發現腫瘤加速生長，但這些老鼠（本研究中其他老鼠群也一樣）都被施打了非常大量的腫瘤生長素。沒有攝取酪蛋白的那組老鼠雖然腫瘤較小，但也都瀕臨死亡。因此以這個實驗證明酪蛋白會致癌是不可靠的。還有一個以猴子為受試者的實驗，使用劑量較合理的致癌毒

素，發現攝取酪蛋白的動物罹癌程度低於蛋白質攝取較低的動物。

有證據顯示較高的蛋白質攝取可能會稍微減少壽命，但大量的運動其實也會。一般來說，健身似乎會稍微讓壽命變短，但也會讓生活品質大幅提升。更複雜的是，中年時攝取較少的蛋白質會導致壽命稍微變短，但老年時攝取較多的蛋白質會讓壽命變長。總而言之，不管再怎麼大量攝取，蛋白質都不會對健康造成負面影響，而如果你追求的是極端的長壽，則可能只會有小小的負面影響。

另外關於蛋白質的說法是，運動員的蛋白質需求不會比本書建議的健康攝取下限還高，這個說法甚至到了一九九○年代都還是臨床營養學的主流。不過現在關於蛋白質對表現與身體組成益處的研究相當大量、完整且結論一致。

生酮／無碳飲食

支持無碳運動的人有三個敵人，第一個是碳水化合物本身、第二是糖（目標更明確了一些）、第三個是胰島素（以上兩個敵人所帶來的負面影響，據說都是這種荷爾蒙所害）。

⊕ 碳水化合物

無碳飲食宣稱碳水化合物特別容易造成肥胖，而且攝取過量會導致糖尿病。實際上，攝取脂肪更容易儲存為體脂肪，因為不需要任何轉換過程，而且脂肪也比碳水化合物更容易造成肥胖；而且碳水化合物對糖尿病影響其實非常小，程度遠遠不如其他更重要的因素。第二

型糖尿病的首要風險因素就是基因，接著是體脂率，而體重在某種程度上也會有影響，體脂率和體重越高，罹患糖尿病的風險就越高。第三個因素是活動量，活動量越大就越不容易罹患糖尿病。在考量以上所有因素以後，第二型糖尿病大概還剩不到 5% 尚未考量的風險因素，這時候碳水化合物才會有發揮影響的餘地。在研究員刻意讓動物罹患第二型糖尿病的多數研究中，都是用脂肪來造成動物罹患糖尿病，而不是用碳水化合物。若以減少碳水化合物攝取卻不調整體脂率和運動來降低罹患糖尿病的機率，就像調整肌酸攝取來讓肌肉生長一樣，如果沒有微調主要飲食原則來達到高熱量飲食並同時持續訓練，只是攝取一些肌酸對於肌肉生長不會有顯著效果。同理，如果光是減少碳水化合物攝取，而不降低體脂率並增加活動量，罹患糖尿病的機會也不會有明顯改變。我們知道在低熱量飲食中減少碳水化合物攝取，對肌肉的影響比減少脂肪攝取更大，因此就算是為了改善體脂率而採取低碳飲食，也不是最有效的辦法。

⊕ 糖

相關研究並不支持碳水化合物會對健康造成負面影響，所以有些反對碳水化合物的人將焦點轉向糖，以獲得更多人的支持，畢竟帶有一些實話的謊言更容易讓人相信。糖分攝取過量確實是牙齒健康的風險因子，對於有腸胃等健康問題的人也會造成負面影響。不過除了這些以外，並沒有證據顯示糖對健康只有壞處。舉例來說，水果富含糖分，但幾乎所有研究都顯示水果對健康有直接的益處。有些垃圾食物甜點糖分含量極高（例如加油站販賣的甜甜圈以及糖果之類），如

果攝取過量有時候會導致高熱量飲食，因此這些食物確實不是最健康的。不過這些食物不健康的原因與缺少纖維素、微量營養素以及容易過量攝取更相關，與糖本身的關聯卻比較小。

⊕ 胰島素

水果和全穀物相當健康，這點無庸置疑。全穀物的營養素釋放到血液的速度較慢，不會導致胰島素激增。水果不僅含有能有效促進胰島素分泌的葡萄糖，也有果糖和纖維素，讓水果的升糖指數相當低。高升糖指數的糖分才是造成胰島素快速增加的元凶，尤其是消化速度快的糖分。以上這些證據讓反對碳水化合物的觀點出現嚴重問題。

首先，有些明顯能夠促進健康和精實身材的食物都很能促進胰島素分泌，例如低脂牛奶和希臘優格等乳製品。第二，高脂肪飲食促進胰島素分泌程度不如高碳水化合物飲食（因為攝取脂肪不會促進胰島素分泌），卻更容易造成肥胖。最後，雖然一般認為飲食後的胰島素分泌會增加後續食慾的反彈，但研究卻指出相反的結果，發現飲食後的胰島素分泌其實會降低食慾。

我們也可以問那些碳水化合物攝取較多的人，看他們所經歷的所謂碳水化合物副作用是否比一般人多。資料顯示，碳水化合物和一般認為的負面影響並沒有顯著相關。資料中另一個相當強而有力的趨勢，就是素食者每日熱量來源會有高達百分之八十來自碳水化合物，糖份的攝取量相當驚人，但他們卻相當健康。雖然碳水化合物的攝取量高於一般人，但他們的肥胖率明顯最低，也沒有經歷任何所謂碳水化合物的副作用。

⊕ 運動表現

很多人說良好的動表現不需要碳水化合物，但這種說法頂多適用於最低強度、最長時間的運動賽事，像是超級馬拉松比賽（如八十公里越野跑賽事）。就算是這些極端狀況，額外的碳水化合物還是可以提升平均表現。在其他大部分運動中，攝取碳水化合物毫無疑問可以增進運動表現。更切中要害的是，反向研究顯示若碳水化合物攝取低於某個水準，運動表現會明顯下降。

⊕ 低脂準則和肥胖流行

美國政府在一九八〇和一九九〇年代積極提倡高碳水化合物和低脂的飲食，這個準則也出現在今天看起來很荒謬的「飲食指南金字塔」（Food Guide Pyramid）上。經過數十年的提倡，肥胖的情況反而越來越嚴重，讓很多人認為碳水化合物會造成肥胖。不過，其實政府提倡的做法和很多人真正的行為非常不一樣。簡單來說，政府提倡的是減少脂肪，同時維持較高的碳水化合物攝取；而這段時間體重增加的多數人，卻在脂肪和碳水化合物本來就很高的飲食上，再增加碳水化合物攝取，這樣當然會讓碳水化合物攝取量爆表，也很可能因此導致肥胖越來越嚴重。換句話說，大家確實多攝取了碳水化合物，但並沒有減少脂肪或熱量。

肥胖的根本原因就是活動量不足，再加上長期攝取高熱量飲食。之所以會有這樣的狀況，可能是八〇和九〇年代的工作環境越來越機械化（工作時的活動量下降），以及人均財富提升加上食物相對變便

宜，讓人們更容易暴飲暴食，還有很重要的一點，就是方便、好吃、便宜的「垃圾食物」變得越來越受歡迎。

低脂飲食

過去二十年來大部分的時間，飲食中的脂肪飽受妖魔化，似乎每一種疾病都跟脂肪有關，而所謂「讓人變胖」的食物通常含有很多脂肪，讓大家都很確定攝取越少脂肪就越健康，因此要「吃得健康」就要盡可能避免含有脂肪的食物。不過即使在這種脂肪愛好者的黑暗時期，大眾的想法和科學證據還是有些出入。在大家都開始將脂肪妖魔化的時候，還是有經過科學證明的例外：堅果。大家當然都知道堅果富含脂肪，但攝取堅果從來就不會造成肥胖或對健康造成負面影響。從一九九〇年代早期以降，越來越多證據顯示堅果其實相當健康。

由於堅果並不會帶來一般人心目中脂肪的負面影響，使得「地中海飲食」在一九九〇年代開始廣受歡迎。地中海飲食提倡相對較低的碳水化合物攝取、大量攝取綠色食物和魚類，而最有趣的是，這種飲食方法提倡攝取大量堅果、種子以及橄欖油，全都是富含脂肪的食物。地中海飲食不僅廣受歡迎，也有越來越多研究支持這種飲食方法對健康的益處。突然間大眾和科學證據又有了共識，都開始提倡高脂肪飲食。大家知道橄欖油能帶來健康益處以後，那些反脂肪主義者把焦點從「盡量少吃脂肪」變成「盡量少吃飽和脂肪」，「所有脂肪都不健康」的這種說法已然站不住腳。

從二〇〇〇年代早期開始，大眾飲食文化暫時接受攝取不飽和脂

肪酸，但還是認為飽和脂肪對健康有害。不過在重新分析過往研究，特別是以更進階的統計技巧來分析，再加上針對各種脂肪來源的更新、更精準的研究以後，發現一個相當有趣的趨勢。我們攝取的脂肪來源很重要，就算是飽和脂肪也一樣。舉例來說，研究顯示牛奶和優格等許多乳製品中的飽和脂肪有益健康，甚至有些許回顧研究發現全脂乳製品的健康益處大於脫脂乳製品。幾十年來飽受妖魔化的蛋黃至少洗白了一些，而且草飼肉品與健康風險的關係，似乎也不如以往認為的有很高的相關性。

　　和許多革命一樣，飽和脂肪的革命也一度過了火。很多人曾宣稱培根很健康，並幾乎在任何食物都加入椰子油（含有飽和脂肪）。結果發現，大量攝取醃肉和所含的飽和脂肪可能不太健康，大量攝取椰子油其實也相當不健康。今天我們所知的最佳證據告訴我們，將熱量維持在合理範圍，才是達到健康體重的關鍵。只要熱量攝取得當，幾乎各種脂肪的可能壞處都會大幅下降。另外，如果蛋白質和碳水化合物攝取量足夠（達到健康低標），高脂肪攝取的負面影響也會減少。最後，如果你攝取的多數脂肪都是單元不飽和脂肪酸和多元不飽和脂肪酸，只要飽和脂肪佔總脂肪攝取量的三分之一以內，而且幾乎不攝取反式脂肪，脂肪就幾乎不會對你的健康造成負面影響。

攝取脂肪來燃脂

攝取越多脂肪，身體確實會開始燃燒更多脂肪沒錯。聽起來很棒，可是你多燃燒的脂肪都來自多攝取的脂肪，不是你本身的體脂肪，因此你不會變得更精實，如果你在不改變其他巨量營養素攝取的情況下，攝取更多脂肪來達到高熱量飲食狀態，體脂肪就會增加。如果在熱量赤字的情況下維持相同熱量攝取，增加或減少脂肪攝取也不會影響體脂率的下降。

無麩質／無穀飲食

另一種值得注意的無碳飲食是認為穀物或麩質（小麥中的蛋白質）會造成肥胖、發炎、消化不良等健康問題。這個謬誤背後的真相是有些人對某些穀物中的成分過敏，最常見的是乳糜瀉患者對小麥中的麩質過敏。全世界人口中患有乳糜瀉的比例大概是百分之一，但除了這個嚴重疾病的患者之外，還是有些人宣稱攝取麩質會造成消化問題。目前科學家還不確定除了乳糜瀉患者以外，是否還有其他人會對麩質過敏，而直接檢視這點的研究則大多沒有其他發現。在一個有名的實驗中，無論食物中是否確實含有麩質，非乳糜瀉患者只要認為食物中含有麩質，就會宣稱有與乳糜瀉患者一樣的腸胃不適。這個研究指出非乳糜瀉患者對麩質的敏感，常常都和心理因素有關。

不管是因為食物或心理作用造成，不舒服就是不舒服，而我們當然建議不要攝取任何讓你不舒服的食物──不管你的反應是否有科學

證據。不過，某些人對某些穀物過敏，並不代表穀物對所有人都不好，也不代表對某些穀物過敏的人應該完全避免攝取穀物。所有人幾乎或多或少都會因為某些食物而產生不良反應，所以個人對食物的反應只能視為個案。

許多研究都發現全穀物能帶來大量健康益處，例如減少心臟疾病風險、降低血壓以及改善慢性全身性發炎。針對全穀物的研究無法證實穀物會造成脂肪堆積、抑制運動表現或對健康造成負面影響。如果你沒有對穀物或麩質過敏，就沒有理由完全不攝取，相反地，你可能會因為攝取穀物和麩質而帶來許多益處。

反牛奶運動

反牛奶運動的謬誤大致與反穀物相同。有些人對乳製品過敏、有乳糖不耐症或無法消化某些乳製品，但這些問題的主因並非乳製品本身，而是缺乏消化乳製品所需的酵素，或乳製品會引發特定免疫反應。不能因為某些人對特定食物過敏，就斷定這種食物對所有人都不健康。流行病學研究（科學家針對個人健康與飲食習慣進行大量資料分析，並試圖找出相關性）等相關證據都顯示，攝取乳製品對於健康和健身都會帶來益處。從健康、表現或身體組成的角度來看，若不會對乳製品過敏，就沒有理由反對攝取乳製品。如果你剛好有乳糖不耐症，市面上還是有很多不含乳糖的乳製品，也有可以克服這種症狀的乳糖酶錠。確實有些研究發現增加乳製品攝取會更容易長痘痘，我們建議容易長痘痘的人嘗試降低乳製品的攝取量。

基因飲食

檢測你的基因來找到最合適的飲食設計，也就是說，使用基因相關資料來設計最適合你的個人化飲食，聽起來非常有道理。毋庸置疑，未來將會出現擁有相關分析科技與演算法的公司，來根據個人的基因設計出完善、精準的飲食建議，但就算有這麼一天，我們還是認為這種做法的整體效果將遠不如主要飲食原則。

以目前的科技來看，根據基因檢測結果來設計，絕對比不上根據體型和活動程度來設計飲食，而就算考量進近年來基因技術上的突破，也不一定指向完全正面的結果。例如在一份研究中，發現確實有可能測出個人對食物的升糖反應，但之後研究員用這份資料來為一組受試者開出飲食建議，並為另一組受試者提供非個人化的飲食建議，發現這兩組減去的重量和脂肪一樣多。弔詭的是，我們早在實驗前就能預測會有這樣的結果，因為我們知道食物的升糖指數對於飲食效果的影響非常小，因此如果兩組受試者的飲食差不多健康，就算精準區分兩組飲食的升糖指數，數據上也不會有明顯差別。

所有人都一樣，要減脂就必須減少熱量攝取、要增肌就必須吃更多。無論如何，碳水化合物都是能量，而維持肌肉就需要蛋白質。就算決定飲食內容時需要考量基因，也會是相對不重要的考量，例如「碳水化合物攝取量要比公式算出來的結果高一點點」，或「飲食計畫可以超過十二週，因為你天生耐受能力較強」。如果是想達到「只要你不吃某幾種食物，體重就不會增加」的效果，是不可能發生的。

血型飲食

有兩種檢測血型的方法，據稱可以提供飲食建議的相關資訊。第一種是透過正式血型檢測來瞭解營養缺乏或過剩的狀況，這個方法應由合格營養師或醫師協助執行，才能正確判讀結果，並採取適當的應對措施。不過因為多數人都沒有嚴重的營養缺乏或過剩，一般人不需要使用這種方法。第二種方法就是所謂的「血型飲食」，即用你的血型（就是捐血表單上填的血型）來決定對健康和表現最有利的飲食方法。不過這種方法完全沒有證據支持、與現行研究的發現相左且理論基礎也非常薄弱，根本就是騙局。你該吃什麼、吃多少，以及使用不同飲食法導致的結果，和血型沒什麼關係。

排除飲食

所謂的排除飲食有兩種型態。一種屬於醫學診療過程的一部分，醫療人員會排除某種特定的食物（例如穀物），試著找出是哪些食物造成患者產生過敏反應。

第二種是完全排除某種特定食物，以做為減重的手段。雖然有些人不吃先前大量攝取的食物種類後，確實減去一些體重，但這種策略其實相當武斷。多數資料都顯示，使用這種方法的人在排除掉某些食物種類後，很快就會因為其他熱量來源而造成體重反彈，或是一段時間之後又開始攝取先前不吃的食物。

多數人不適用這種排除飲食法，尤其是長時間執行的話。有些人

確實特別適合這種策略，例如有人必須完全戒除垃圾食物，因為他們做不到適量攝取。如果你對某些食物上癮，戒除可能是個不錯的辦法。不過，這種飲食方法並非減重的萬靈丹，甚至也不是合理策略，因為無法在減重或維持階段漸進式地減少或增加熱量攝取。

單一食物飲食

你可能聽過「葡萄柚減重」或「高麗菜湯減重」，或其他短期內大量攝取某種食物的飲食方法。這種方法之所以有效，是因為能大幅降低來自其他食物的熱量，因此可在短期之內有效減重。這種飲食方法建議的食物熱量、適口性（FPRH）都很低且飽足感很高，因此不太容易過量攝取。

你到底該吃多少高麗菜湯？你有多想吃高麗菜湯？這種飲食方法都有架構讓你遵循，避免你攝取其他高熱量的食物。

不過這種飲食方法有許多問題。首先是常常導致蛋白質攝取量大幅下降，因此你可能會流失一些肌肉。第二，結束這種飲食方法以後，你可能會用以前習慣的食物來取代，畢竟這種飲食方法並不包含任何永續的飲食策略，也無法讓你養成健康飲食習慣。最後，以上這些問題加總起來，會讓你的體重反彈，而且反彈的體重可能都是脂肪而非肌肉，讓你的身體組成比減重前更糟。

乾淨飲食

　　「乾淨飲食」這個詞已逐漸退流行，但還是常常出現，因此值得討論。乾淨飲食在健美界相當受重視，通常指的是低脂、低鹽食物和低升糖指數碳水化合物、可口程度較低的加工食品。當然還有各種變化，但基本概念就是這樣。

　　你大概看得出來，這種飲食（只要聰明安排蛋白質和熱量）就是有效減脂飲食的模板，但也許不是增肌飲食的最佳辦法。不幸的是，很多人認為必須在所有飲食階段都盡可能攝取乾淨飲食，才能達到最好的效果。執行增肌飲食時限制鹽分、脂肪以及可口的食物，就無端增加執行的難度，也會讓飲食依從更為困難。

　　如果你攝取許多加工垃圾食物，但有達到巨量營養素和熱量目標，則在同樣熱量和巨量營養素的情況下改為健康的純天然飲食，最多只會因食物組成原則而對健身結果產生 5% 的改變而已。不過如果健康的純天然飲食只是暫時為了增肌階段而改變，而且可以提升依從程度，可能就更適合你達成目標。較理想的情況也許會介於中間，也就是你攝取很多健康食物，但同時用更可口的加工食物來達到更困難的熱量提升。也就是說，重點就是靠百分百「乾淨」飲食來增肌只會徒增難度，而且頂多只能達到小幅度的改善。

直覺飲食

「直覺飲食」在某種程度上有一定的參考價值。在兩種健康且平衡的飲食之間抉擇時，通常建議選擇「感覺」比較好的那一種，因為你想要的微量營養素可能正是身體所需要的。此外，對於長期執行飲食計畫和評估巨量營養素與熱量的人來說，可能已經相當有經驗，能夠肉眼判斷等熱量飲食所需的份量大小、巨量營養素以及熱量內容。

直覺飲食的問題在於常常違背健身與健康的目標。由於演化的關係，多數人的身體都直覺認為食物充足時應增加脂肪，這種演化結果是為了避免飢荒的到來。不過我們的直覺並未隨著現代化而演化，因此食物攝取行為顯得和直覺格格不入。甚至可以說，多數肥胖者某種程度上都是因為依循直覺而造成肥胖，畢竟吃很多好吃的食物、又不需要想太多，感覺實在很棒。所以最好的做法應該是利用關於食物的大量現有資料和知識，來決定達到健康、健身及體態目標的最佳策略，並在滿足這個前提之下才允許用直覺來決定。

生活型態轉變與正式飲食計畫

「與其執行飲食計畫，不如轉變為健康生活型態」這個看似睿智的建議，其實和多數的建議一樣，立意都非常良善卻不太實際。有些人總是在跟風最新飲食趨勢，從來沒有養成良好的飲食習慣以及達到目標，他們絕對沒有做到最佳生活型態（對他們自己造成不良影響）。不過，雖然改變生活型態可以帶來些許進步，也對維持改變相當重要，

但實質的健身與體態改變，還是需要一段時間專心執行飲食計畫。改變生活型態對於體態和表現的影響遠不如正式飲食計畫，不過正式飲食計畫卻也無法維持太久。其實不需要在兩者之間選邊站，只要使用得當，還是可以達成目標並維持平衡且健康的人生。

極度肥胖者快速減重

有些人認為因為極度肥胖者要減去很多體重，所以應該以非常快的速率減重，常常看到每週減去 2% 自身體重的建議，也就是一名體重 100 公斤的人會被建議（或自己決定）每週減去 2 公斤的體重。這種方法有好處也有壞處，好處有兩個，首先是這名肥胖者會馬上變得沒那麼胖。脂肪過多會影響壽命，所以體重下降得越早，壽命就會越長且對長期健康越有益；第二個好處是快速減重的效果可以從體重計、照鏡子，還有日常穿衣中觀察到，相當鼓舞人心。

不幸的是，這種方法的壞處遠大於所有好處。減重速度太快會導致日常身心能量嚴重不足以及嚴重飢餓感，最後可能會因為故態復萌導致體重快速反彈（通常會比剛開始時更重），而有很高的失敗機率。每週以 1% 自身體重的速率來減重是評估體重反彈的可靠指標，因此「迷你減脂」這個概念被設計出來，以 1% 這個速率為基準，協助想要突破肌肉生長上限的人增重。對於肥胖者來說，每週減重速率不超過 1% 自身體重，也許特別重要，畢竟肥胖者正是多年下來飲食計畫最失敗，也是體重最容易反彈的一群人。因此若反過來看，肥胖者最能得益於緩慢、有控制的飲食計畫，同時養成健康飲食的生活型態。

流行的補充品

睪酮促進劑

目前只有一種藥物可以有效提升健康者體內的天然睪固酮濃度。芳香環酶抑制劑可透過抑制睪固酮轉化為雌激素，來促進睪固酮的濃度，因為抑制過程會讓血液中睪固酮濃度上升。不過這類藥物本身不會讓人變得更強壯，因為要達到一定程度的肌肉生長也需要雌激素。

如果只有芳香環酶抑制劑可以促進睪固酮濃度，你可能會好奇激素原與其他宣稱可以促進睪固酮濃度的補充品中，到底含有哪些有效成分。一般的補充品通常含有對睪固酮或肌肉生長都無效的草藥等物質或是合成型類固醇，或是兩者皆有。換句話說，如果你的睪酮促進劑非常有效，就代表含有類固醇，但類固醇會在促進肌肉生長的同時降低天然睪固酮濃度。你可以透過適當的睡眠、休息與營養來以合理的範圍促進睪固酮濃度，但如果還想要更高，就只能使用合成型類固醇，但也必須概括承受所有的健康、道德以及法律問題。

營養分配媒介

「營養分配媒介」據說可以將更多食物的養分運送到肌肉中，同時減少脂肪得到的養分，其實概念和睪酮促進劑相似。除了非常強效的類固醇以及注射生長激素等荷爾蒙物質，不可能透過補充品的方式來促進營養分配。努力訓練、適當飲食、充足休息與睡眠，才是你最好的選擇。

選擇性雄性素受體調節劑（SARMs）

SARMs 是一種設計來開啟細胞內雄性激素受體的藥物，帶來的效果大致與合成型類固醇一樣。SARMs 比類固醇更先進，且主要針對的是骨骼肌內的雄性激素受體，同時與其他組織的互動少得多。因此 SARMs 能夠在副作用很少的情況下促進肌肉生長。

SARMs 目前在多數國家都合法，且都能從網路上購買，但是真正的 SARMs 是很複雜的藥物，製造成本非常高昂。最近的調查顯示，網路上多數宣稱是 SARMs 或含有 SARMs 成分的藥物，根本就不含真正的 SARMs。有些確實含有極少量的 SARMs，有些只有一般口服類固醇，有些則根本不含有效成分。其實早在 SARMs 的專用配方出版前，網路上就已經開始販售，所以你現在購買貼有相關標籤的產品時，真的含有 SARMs 的機率並不大。如果有管道，建議購買貼有 SARMs 實驗室認證的補充品。不過請注意，SARMs 是相當強效的藥物，有獨特的副作用，而且不應在沒有醫師許可的情況下使用，也絕對不能在禁用此藥物的運動聯盟中使用。

時下新潮的補充品

現在有各種各樣補充品宣稱有神奇的效果，但都未經證實，而睪酮促進劑和 SARMs 只是其中兩個代表性的例子而已。新的補充品上市時，往往可以得到很多媒體關注和使用者經驗分享（雖然有時候根本與廣告不符），讓本來持懷疑態度的人都開始好奇是否真的跟宣稱

的一樣神奇。市面上數千種補充品之中，只有不到十種出現在第六章〈真正有效的補充品〉名單中，所以我們鼓勵你對市面上的產品繼續保持懷疑態度。

走捷徑的飲食法

　　健身產業中，你的說法聽起來有多聰明或多與眾不同，常常決定你會得到多少媒體與社會大眾的關注，以及多少人真的會聽你的建議，就算這個說法錯得再離譜也一樣，例如「吃甜點可以燃脂！」、「吃得多可以減重！」、「一招快速瘦肚子」等等，社群媒體上類似的說法始終層出不窮。之所以有這種現象，是因為很多人更願意相信聰明、古怪或反直覺的方法，能讓他們快速又輕鬆地達到健身效果。

　　你當然可以達到良好的健身效果，但透過亂槍打鳥、走捷徑或自以為聰明的小把戲是沒有用的。只有應用科學原則和努力實踐，加上決心與毅力，才有可能得到理想的結果。

重點整理

> 營養相關的新潮流、趨勢、理論和「都市傳說」來得快去得也快，常常令人眼花撩亂。

> 絕大多數的新趨勢或關於營養的「生物駭客技術」幾乎都沒有證據支持、也無法真正帶來好處，甚至常常宣稱自己不適用於本書中提到的飲食基本原則。

> 許多趨勢都會利用邏輯謬誤，一開始聽起來很吸引人，但通過有原
  則的方法分析後就原形畢露。

> 有科學根據的飲食計畫加上努力與毅力，永遠是達到健康與健身效
  果的不二法門。

作者介紹

主要作者群

麥克 · 伊斯拉特博士（Dr. Mike Israetel）

運動生理學博士，復興週期共同創辦人、首席科學顧問。曾任費城天普大學（Temple University）公衛學院的運動科學教授，並教授數門課程，包括公衛營養學、進階運動營養學與運動以及營養與行為。他也曾是美國奧運訓練基地的運動營養顧問，並曾受邀至許多營養科學、運動表現與健康相關會議發表演說，包括美國奧運訓練中心的營養座談會。

他現在是健美選手、巴西柔術選手。

梅麗莎 · 戴維斯博士（Dr. Melissa Davis）

神經生物與行為學博士，復興週期科學顧問、爾灣加州大學（University of California Irvine）神經生物與行為學系教授，研究經驗十年，研究領域包括身體感知相關疾病治療、神經可塑性以及腦部發展。她的論文曾刊登於《科學人》雜誌，並於富影響力的同儕審閱期刊中出版，受到上千學術單位的認可。她長期致力於科學推廣活動，曾獲頒教學、學術與研究卓越獎項。

梅麗莎目前擁有巴西柔術黑帶（師承加州爾灣的吉瓦 · 桑塔納〔Giva Santana〕），她曾數次參加國際巴西柔術協會世界冠軍大師賽，也曾兩次代表美國參加該量級的阿布達比世界職業選拔賽。

珍‧凱斯博士（Dr. Jen Case）

人類營養學博士，註冊營養師（RD）、NSCA 體能訓練專家（CSCS）。曾任中央密蘇里州大學（University of Central Missouri）運動科學教授，開設進階運動代謝、運動處方、官能解剖學以及肌動學與營養學相關課程。

珍擁有兩個黑帶，包含夏威夷 Kempo 空手道黑帶（師承堪薩斯州 SOMMA 武館的史帝夫‧特威姆洛〔Steve Twemlow〕）、巴西柔術黑帶（師承堪薩斯州雷納多‧塔瓦雷斯附屬武館 KCBJJ 的傑森‧布爾撤〔Jason Bircher〕）。她曾是綜合格鬥選手，並數次參加國際巴西柔術協會世界冠軍大師賽，以及泛美巴西柔術國際公開賽。

詹姆斯‧霍夫曼博士（Dr. James Hoffmann）

運動生理學博士，復興週期的科學顧問。曾任費城天普大學運動科學計畫主任，並於大學教授肌力與體能訓練理論、肌力與體能訓練實務、運動生理學以及生物化學等課程。他也是東田納西州立大學（East Tennessee State University）橄欖球隊的助理教練、首席運動科學家、首席肌力與體能教練兼重訓室主任。

來自芝加哥的詹姆斯一輩子致力於競技運動，曾在橄欖球、美式足球與角力都得到優異成績，目前正在學習泰拳。

客座作者

加比耶拉‧芬達洛博士（Dr. Gabrielle Fundaro, PhD）

維吉尼亞理工學院暨州立大學（Virginia Polytechnic Institute and State University）博士，專精人類營養、飲食以及運動，同時是美國運動委員會（ACE）的專業健康指導員，以及國際運動營養學會（International Society of Sports Nutrition）的專業運動營養師。

艾力克斯‧哈里森博士（Dr. Alex Harrison, PhD）

東田納西州立大學運動生理學和表現博士，專精運動生理學與運動表現，同時是田徑投擲項目（世界田徑總會／美國田徑協會）菁英教練、其他田徑項目（美國田徑協會）二級教練、美國鐵人三項一級教練、肌力與體能訓練專家（美國肌力與體能協會）、舉重一級教練（美國舉重協會）等。

保羅‧沙爾特科學碩士、註冊營養師（Paul Salter, MS, RD）

曾任 Bodybuilding.com 的營養學編輯，以及美國體育學院運動營養師。

參考資料

關於本書的參考文獻，請至采實官方網站下載檔案：

https://www.acmebook.com.tw/download_save.php?sn=152

也可掃下方 QRcode 查詢：

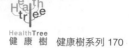

HealthTree 健康樹 健康樹系列 170

增肌 × 減脂・科學化飲食全書
5 原則 ×5 步驟，打造個人化菜單，有效突破健身撞牆期
The Renaissance Diet 2.0

作　　　　者	麥克・伊斯拉特（Mike Israetel）、梅麗莎・戴維斯（Melissa Davis）、珍・凱斯（Jen Case）、詹姆斯・霍夫曼（James Hoffmann）
譯　　　　者	王啟安
封 面 設 計	張天薪
版 型 設 計	楊雅屏
內 文 排 版	許貴華
責 任 編 輯	洪尚鈴
行 銷 企 劃	蔡雨庭
出版一部總編輯	紀欣怡

出 　版 　者	采實文化事業股份有限公司
業 務 發 行	張世明・林踏欣・林坤蓉・王貞玉
國 際 版 權	林冠妤・鄒欣穎
印 務 採 購	曾玉霞
會 計 行 政	王雅蕙・李韶婉・簡佩鈺
法 律 顧 問	第一國際法律事務所　余淑杏律師
電 子 信 箱	acme@acmebook.com.tw
采 實 官 網	www.acmebook.com.tw
采 實 臉 書	www.facebook.com/acmebook01

I　S　B　N	978-986-507-807-2
定　　　　價	550元
初 版 一 刷	2022年5月
劃 撥 帳 號	50148859
劃 撥 戶 名	采實文化事業股份有限公司
	104台北市中山區南京東路二段95號9樓
	電話：(02)2511-9798　傳真：(02)2571-3298

國家圖書館出版品預行編目資料

增肌 × 減脂・科學化飲食全書：5 原則 ×5 步驟，打造個人化菜單，有效突破健身撞牆期 / 麥克 . 伊斯拉特 (Mike Israetel), 梅麗莎 . 戴維斯 (Melissa Davis), 珍 . 凱斯 (Jen Case), 詹姆斯 . 霍夫曼 (James Hoffmann) 著；王啟安譯 . -- 初版 . -- 臺北市：采實文化事業股份有限公司 , 2022.05

368 面；17x23 公分 . -- (健康樹；170)

譯自：The renaissance diet 2.0

ISBN 978-986-507-807-2(平裝)

1.CST: 健康飲食 2.CST: 營養學 3.CST: 健身

411.3　　　　　　　　　　　　　　　　　　　111003545

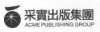